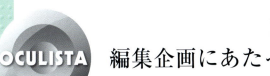

編集企画にあたって…

　私がまだ若手だった 30 年近く前，糖尿病黄斑浮腫は治らない疾患といわれていました．網膜症そのものが沈静化していても黄斑浮腫が遷延して視力が出ない方は若手が担当し，ただ外来で経過観察するだけの診療をしていました．漢方や炭酸脱水酵素阻害薬が有効であるという文献を見つけては試してみたり，グリッドレーザーをしてみたり，少しでも視力が改善すればと藁をもつかむ思いであがいていました．それでも治療できなかった方たちのために罪滅ぼしのように身体障害申請書を書いた辛さは今でも思い出されます．

　その後，様々な治療が登場しては消える，ブラッシュアップされて見直される，その繰り返しでした．こうして生まれた新規治療たちは決して功名心や邪な思いから出たものではなく，ひたすら疾患と向き合って生まれたものだったと信じています．そして現在は OCT や OCTA といった診断機器の進歩により，より詳細な病態がわかるようになりました．内科治療も進歩し，糖尿病網膜症進行の原因ともいえる血糖コントロールも改善しています．もちろん，連携も充実してきました．治療面ではステロイドや抗 VEGF 薬の登場，そしてより進化した網膜光凝固や硝子体手術などにより，もはや糖尿病網膜症や黄斑浮腫は治らない疾患ではなくなってきています．それでもまだすべての方の視機能を改善させ得るものではありません．さらに精度が高く，効果の期待できる新規治療をみな追い求めています．

　本特集は糖尿病という広い分野に精通した内科・眼科のエキスパートが集まり，基礎的なところから将来への展望まで，糖尿病網膜症診療ストラテジーを様々な点からご執筆いただいています．2025 年現在での最新知見をまとめた素晴らしい特集になったと自負しています．糖尿病網膜症診療で道に迷った際，手に取っていただける羅針盤となれば光栄です．また診断や治療は時代の流れとともに変遷してゆきます．本特集の内容も 10 年後には実情と異なったものになるでしょう．それでも糖尿病網膜症という疾患がなくなるわけでも形が変わるわけでもありません．治療の原点に立ち返りたいとき，本特集号を再び手に取っていただければ幸いです．

　末筆ですが，お忙しいなか，執筆をご快諾いただいた先生方ならびに編集部の皆様に厚く御礼申し上げます．

2025 年 2 月

枚本昌彦
エスコフィエ

KEY WORDS INDEX

和　文

あ

閾値下凝固 ● 73
遺伝子治療 ● 127
Wolfram 症候群 ● 66
SGLT2 阻害薬 ● 1

か

ガイドライン ● 9, 87
角膜知覚再建術 ● 58
カリクレイン-キニン系 ● 127
眼運動神経麻痺 ● 66
眼内炎症 ● 103
局所凝固 ● 73
虚血性視神経症 ● 66
経毛様体扁平部硝子体手術 ● 80
血管新生緑内障 ● 117
血管内皮増殖因子 ● 103, 117
血糖コントロール ● 1
広角光干渉断層血管撮影 ● 27
格子状凝固 ● 73
抗 VEGF 薬治療 ● 95
国際重症度分類 ● 49, 87
Cochet-Bonnet 角膜知覚計 ● 58

さ

再発性角膜びらん ● 58
GLP-1 受容体作動薬 ● 1
持続血糖モニタリング ● 1
術中光干渉断層計 ● 80
硝子体内注射 ● 87
承認医療機器プログラム ● 41
視力をおびやかす糖尿病黄斑浮腫 ● 49
神経麻痺性角膜症 ● 58
スクリーニング ● 9
ステロイド製剤 ● 112
線維柱帯切除術 ● 117
遷延性角膜上皮欠損 ● 58
増殖糖尿病網膜症 ● 49, 80

た

大規模スタディ ● 95
耐性菌 ● 87
中心窩を含む糖尿病黄斑浮腫 ● 49
チロシンキナーゼ阻害薬 ● 127

デノイズ ● 41
糖尿病黄斑症 ● 95
糖尿病黄斑浮腫 ● 17, 80, 87, 95, 103
糖尿病性黄斑虚血 ● 27
糖尿病網膜症 ● 9, 17, 35, 49, 117
トリアムシノロンアセトニド ● 112
トリアムシノロンアセトニド硝子体内注射 ● 112
トリアムシノロンアセトニドテノン囊下注射 ● 112

な, は

認証医療機器プログラム ● 41
汎網膜光凝固 ● 73, 117
光干渉断層計 ● 17, 103
光干渉断層血管造影 ● 17
非動脈炎性前部虚血性視神経症 ● 66
PPARα 作動薬 ● 127
病期分類 ● 41
病変検出 ● 41
フリッカ ERG ● 35
フルオレセイン蛍光眼底造影 ● 17

ま, や

毛細血管瘤 ● 73, 103
網膜神経-血管連関 ● 27
網膜電図 ● 35
網膜無灌流領域 ● 41
薬物療法アルゴリズム ● 1
有病割合 ● 9

ら

リアルワールドスタディ ● 95
罹患率 ● 9
緑内障チューブシャント手術 ● 117
レーザースペックルフローグラフィ ● 27
老化細胞除去薬 ● 127

欧　文

A, B

antimicrobial resistance ● 87

anti-VEGF therapy ● 95
approved medical device program ● 41
blood sugar control ● 1

C

center-involving diabetic macular edema ● 49
certified medical device program ● 41
CGM ● 1
clinically significant macular edema ● 49
Cochet-Bonnet corneal esthesiometer ● 58
continuous glucose monitoring system ● 1
corneal neurotization ● 58

D

denoising ● 41
diabetic macular edema ● 17, 80, 87, 95, 103
diabetic macular ischemia ● 27
diabetic maculopathy ● 95
diabetic retinopathy ● 9, 17, 35, 49, 117
disease staging ● 41
DME ● 17, 80, 87
DMI ● 27
DR ● 17, 35
drug therapy algorithm ● 1

E, F

electroretinogram ● 35
ERG ● 35
FA ● 17
fluorescein angiography ● 17
focal laser ● 73

G, H

gene therapy ● 127
glaucoma tube shunt surgery ● 117
GLP-1 receptor agonists ● 1
grid laser ● 73
guidelines ● 9, 87

Heads-up surgery ● 80

I
incidence ● 9
international classification of
　disease severity ● 49
international clinical disease
　severity scale ● 87
intra ocular inflammation ● 103
intraoperative optical
　coherence tomography ● 80
intravitreal injection ● 87
intravitreal triamcinolone
　acetonide injection ● 112
iOCT ● 80
ischemic optic neuropathy ● 66
IVTA ● 112

K, L
kallikrein-kinin system ● 127
large-scale study ● 95
Laser Speckle Flowgraphy ● 27
lesion detection ● 41
LSFG ● 27

M, N
microaneurysms
　(micro aneurysm) ● 73, 103
neovascular glaucoma ● 117

neurotrophic keratopathy ● 58
neurovascular coupling ● 27
nonarteritic anterior ischemic
　optic neuropathy ● 66
NVC ● 27

O
OCT ● 17
OCTA ● 17, 27
OCT angiography ● 17, 27
ocular motor nerve palsies ● 66
optical coherence tomography
　　　　　　　　　　● 17, 103

P
panretinal photocoagulation
　　　　　　　　　　● 73, 117
pars plana vitrectomy ● 80
PDR ● 80
peroxisome proliferator-
　activated receptor alpha
　agonists ● 127
persistent epithelial defect ● 58
PPV ● 80
prevalence ● 9
proliferative diabetic
　retinopathy ● 49, 80
PRP ● 73

R
real world study ● 95
recurrent corneal erosion ● 58
RETeval ● 35
retinal non-perfusion area ● 41

S
screening ● 9
senolytic drugs ● 127
SGLT2 inhibitors ● 1
SSPiM ● 27
steroid ● 112
STTA ● 112
sub-tenon's capsule
　triamcinolone acetonide
　injection ● 112
subthreshold laser ● 73
Suspended Scattering
　Particles in Motion ● 27

T, V, W
TA ● 112
trabeculectomy ● 117
triamcinolone acetonide ● 112
tyrosine kinase inhibitors ● 127
vascular endothelial growth
　factor ● 103, 117
Wolfram syndrome ● 66

WRITERS FILE
(50音順)

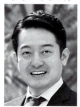

今井　尚徳
(いまい ひさのり)

2001年	神戸大学卒業
2007年	ペンシルバニア州立大学医学部眼科・細胞分子生理学教室,博士研究員
2009年	神戸大学医学部附属病院眼科,助教
2014年	神戸海星病院眼科,部長
	神戸大学医学部附属病院眼科,助教
2018年	同,講師
2024年	関西医科大学眼科,教授

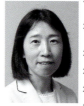

喜田　照代
(きだ てるよ)

1996年	大阪医科大学卒業
	同大学眼科入局
2002年	同大学大学院修了
	淀川キリスト教病院眼科,医員
2005年	米国カリフォルニア大学サンディエゴ校眼科,フェロー
2007年	淀川キリスト教病院眼科,副医長
2009年	市立枚方市民病院眼科,副部長
2011年	大阪医科大学眼科,講師(准)
2014年	同,講師
2020年	同,診療准教授
2021年	大阪医科薬科大学医学部眼科学教室,教授

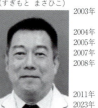

杦本　昌彦
(すぎもと まさひこ)

1996年	三重大学卒業
	同大学眼科入局
2003年	愛知県がんセンター発がん制御研究部
2004年	三重大学大学院修了
2005年	同大学眼科,助手
2007年	同,講師
2008年	米国クリーブランドクリニック コール眼研究所留学
2011年	三重大学眼科,講師
2023年	山形大学眼科,教授

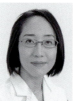

加藤久美子
(かとう くみこ)

2006年	三重大学卒業
2008年	同大学眼科入局
2012年	同大学医学部附属病院,助教
2016年	同大学大学院修了
2021年	同大学医学部附属病院,学内講師
2023年	同,講師

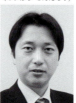

楠原仙太郎
(くすはら せんたろう)

1998年	神戸大学卒業
2004年	理化学研究所発生・再生科学総合研究センター(幹細胞研究グループ),リサーチ・アソーシエイト
2007年	兵庫県立尼崎病院眼科,医長
2008年	神戸大学大学院医学研究科外科系講座眼科学分野,助教
2012～14年	同大学若手教員長期海外派遣制度によりロンドン大学に長期海外出張
2016年	神戸大学医学部附属病院眼科,講師
2018年	同大学大学院医学研究科外科系講座眼科学分野,講師

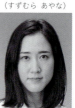

鈴村　文那
(すずむら あやな)

2014年	名古屋大学卒業
2016年	同大学眼科学教室
2017年	豊橋市民病院眼科
2018年	名古屋大学医学部附属病院,医員
2020年	同大学大学院医学系研究科博士課程修了
2021年	同大学医学部附属病院,病院助教

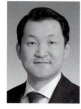

川崎　良
(かわさき りょう)

1997年	山形大学卒業
	同大学眼科,助手
2006年	米国ジョンス・ホプキンス大学ウィルマー眼研究所 Dana Center for Preventive Ophthalmology,客員研究員
2007年	豪メルボルン大学 Centre for Eye Research Australia,研究員フェロー
2008年	豪 Royal Victorian Eye and Ear Hospital,網膜フェロー
2013年	山形大学大学院医学系研究科公衆衛生学講座,助教
2015年	同,准教授
2017年	大阪大学大学院医学系研究科寄附講座視覚情報制御学(トプコン),寄附講座教授
2023年	同大学大学院医学系研究科社会医学講座公衆衛生学,教授

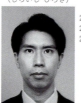

白石　裕紀
(しらいし ひろき)

2020年	金沢大学卒業
	藤枝市立総合病院,初期研修医
2022年	東京医療センター眼科
2023年	けいゆう病院眼科
2024年	東京歯科大学市川総合病院眼科

髙橋　秀徳
(たかはし ひでのり)

2001年	東京大学卒業
2008年	同大学大学院修了
2009年	東京厚生年金病院眼科
2012年	自治医科大学眼科,講師
2016年	DeepEyeVision 創業
2017年	自治医科大学眼科,准教授
2020年	同大学データサイエンスセンター,副センター長
2024年	筑波大学医学医療系サイバーメディスン研究センター,教授

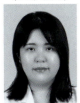

堤　和佳子
（つつみ　わかこ）

2022年	宮崎大学卒業
	順天堂大学医学部附属順天堂医院, 初期研修医
2024年	同大学眼科学講座, 専攻生
	同, 助手

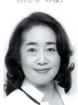

野崎　実穂
（のざき　みほ）

1993年	名古屋市立大学卒業
	同大学眼科入局
1997年	同大学眼科, 助手
2004年	ケンタッキー大学眼科, フェロー
2006年	名古屋市立大学眼科学教室, 病院講師
2008年	同大学大学院医学研究科視覚科学, 講師
2021年	同, 准教授
2022年	同大学医学部附属東部医療センター視覚科学, 教授
2023年	同, 眼科・レーザー治療センター長兼任

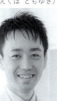

前久保知行
（まえくぼ　ともゆき）

2004年	宮崎大学卒業
2006年	同大学眼科, 医員
2009年	同, 助教
2012年	同大学大学院医学研究科博士課程修了
2013年	眼科三宅病院, 医長
2023年	同, 副院長

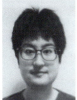

外舘　祐介
（とだて　ゆうすけ）

2014年	岩手医科大学卒業
2018年	同大学大学院医学研究科修了
2024年	同大学内科学講座糖尿病・代謝・内分泌分野, 助教

花栗　潤哉
（はなぐり　じゅんや）

2014年	日本大学卒業
2017年	同大学医学部附属板橋病院初期臨床研修医修了
	同病院眼科学教室
2022年	同, 助手
2024年	同, 助教

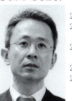

村上　智昭
（むらかみ　ともあき）

1999年	京都大学卒業
	同大学医学部附属病院眼科
2000年	公立豊岡病院眼科
2002年	京都大学大学院医学研究科眼科
2006年	Penn State College of Medicine, 博士研究員
2009年	京都大学眼科, 助教
2019年	同, 講師

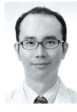

西　勝弘
（にし　かつひろ）

2009年	山形大学卒業
2011年	同大学眼科学教室, 病院助教
2015年	同大学大学院医学系研究科博士課程修了（医学博士）
2016年	公立置賜総合病院眼科
2017年	山形大学眼科学教室, 病院助教
2018年	同, 助教

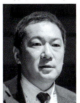

平野　隆雄
（ひらの　たかお）

2003年	信州大学卒業
2006年	同大学医学部附属病院眼科, 医員
2007年	長野赤十字病院眼科
2014年	信州大学医学部附属病院眼科学講座博士課程修了
	同大学医学部附属病院眼科, 助教
2017年	Doheny Eye Institute University of California-Los Angeles, Research fellow
2020年	信州大学医学部附属病院眼科, 講師
2023年	同大学学術研究院眼科, 准教授

山田　雄貴
（やまだ　ゆたか）

2015年	福井大学卒業
2017年	同大学医学部附属病院眼科入局
2023年	同大学大学院修了
	同大学病院眼科, 助教

眼科医が知っておくべき
糖尿病網膜症診療ストラテジー

編集企画／山形大学教授　杦本昌彦

Ⅰ. 内科治療

眼科医が知っておくべき内科糖尿病治療……………………………外舘　祐介ほか　　*1*

最近の血糖管理の考え方と糖尿病薬物治療のアルゴリズム，合併症予防が期待できる治療薬，肥満症治療といった内科糖尿病治療の現在について解説する．

Ⅱ. 疫　学

眼科医が知っておくべき糖尿病・糖尿病網膜症の疫学…………川崎　　良　　*9*

糖尿病網膜症は糖尿病の細小血管合併症として頻度が高い．糖尿病網膜症の有病割合，罹患率や進行率について概説し，さらにスクリーニングについて考える．

Ⅲ. 検　査

糖尿病網膜症における画像検査………………………………………平野　隆雄　　*17*

広角眼底撮影装置や OCT，OCTA は撮像画角の広角化や既存の眼科検査機器にはない利点から，糖尿病網膜症の日常診療で有用なだけではなく研究分野においても多くの新たな知見をもたらしている．しかし，広角眼底撮影装置では機種によって画像の色調が従来の眼底写真とは異なっていたり，検査の際に多くの光量を必要とするため強い羞明を訴えたりすることがある．また，OCTA はその特性上，FA では容易に検出可能な血管からの漏出を同定することができないなどの問題がある．ただし，これらの問題は少しずつではあるが改良され，より良いものとなっている．我々眼科医は，常に情報をアップデートすることで検査機器の長所と短所を理解し，糖尿病網膜症診療において活用することが重要である．

糖尿病網膜症における眼循環検査………………………………………花栗　潤哉　　*27*

現在臨床で汎用されている眼循環検査機器を定性検査と定量検査に分け，各検査機器の原理と有用性を最新のトピックも交え紹介する．

糖尿病網膜症における ERG 検査………………………………………加藤久美子　　*35*

皮膚電極を用いて記録した網膜電図を利用して，糖尿病網膜症の早期診断や，治療が必要な糖尿病網膜症の判定を行うことができるようになった．

Monthly Book
OCULISTA

編集主幹／高橋　浩　堀　裕一

CONTENTS

No.144 / 2025.3 増大号◆目次

IV. 診　断

糖尿病網膜症における AI 診断…………………………………………髙橋　秀徳　*41*

現在本邦で用いられている病変検出，病期分類・光干渉断層像における糖尿病黄斑浮腫の所見検出，光干渉断層血管撮影のデノイズ，網膜無灌流領域の検出について紹介する．

糖尿病網膜症診断における病期分類…………………………………村上　智昭　*49*

視機能障害に直結する増殖糖尿病網膜症とその前駆段階の重症度分類，また視力をおびやかす黄斑浮腫と中心窩を含む黄斑浮腫の診断が重要である．

糖尿病における角膜障害………………………………………………白石　裕紀ほか　*58*

糖尿病で角膜障害をきたす機序と臨床所見，また従来の治療方法から最新の治療について解説する．

糖尿病と虚血性視神経症，眼運動神経麻痺…………………………前久保知行　*66*

非動脈炎性前部虚血性視神経症，循環障害性眼運動神経麻痺において糖尿病は重要な発症危険因子である．また小児期に発症する IDDM と視神経萎縮を主症状とする Wolfram 症候群は覚えておくべき疾患である．

V. 治　療

糖尿病網膜症・糖尿病黄斑浮腫に対するレーザー治療…………野崎　実穂　*73*

糖尿病網膜症に対する汎網膜光凝固や，糖尿病黄斑浮腫に対するレーザー治療は，抗 VEGF 薬の登場により立ち位置が変化しつつあるが，いずれも重要な治療法である．

糖尿病網膜症・糖尿病黄斑浮腫に対する手術治療………………今井　尚徳　*80*

PDR や DME に対する硝子体手術の現在の立ち位置について解説する．

糖尿病黄斑浮腫治療に対する硝子体内注射の実際………………喜田　照代　*87*

糖尿病黄斑浮腫(DME)患者の硝子体内注射は，「黄斑疾患に対する硝子体内注射ガイドライン」および「糖尿病網膜症診療ガイドライン」に準拠して行う．

前付 7

糖尿病黄斑浮腫に対する第一世代 抗 VEGF 薬治療 …………… 堤　和佳子ほか　*95*

糖尿病黄斑浮腫における第一世代 抗 VEGF 薬は，大規模スタディにより視力改善において既存治療への優越性が示されたが，リアルワールドスタディにより undertreatment などの問題点が浮き彫りになっている．

糖尿病黄斑浮腫に対する第二世代 抗 VEGF 薬治療 …………… 山田　雄貴ほか　*103*

糖尿病黄斑浮腫に対する新しい治療選択肢として期待されている，第二世代 抗 VEGF 薬．それぞれの薬剤特性を理解し，臨床に応用できるよう基本的な知識をまとめた．

糖尿病黄斑浮腫に対するステロイド治療 ……………………………… 西　勝弘ほか　*112*

DME 治療においてステロイド治療は，DME の発症機序に炎症の側面があること，抗 VEGF 薬治療抵抗症例があることから，抗 VEGF 薬治療の次なる重要な選択肢となる．

糖尿病網膜症に合併する血管新生緑内障の治療 ………………… 楠原仙太郎　*117*

糖尿病網膜症に合併する血管新生緑内障の治療では「血管新生の原因に対する治療」と「高眼圧に対する治療」を理解し，遅滞なく治療を選択・施行することが大切である．

糖尿病網膜症・黄斑浮腫における新規創薬治療 ………………… 鈴村　文那　*127*

糖尿病網膜症ならびに黄斑浮腫の新規治療として，遺伝子治療，チロシンキナーゼ阻害薬のほか，病態解明の進歩に伴い VEGF 以外を標的とした薬剤開発が進んでいる．

- Key words index ……………………… 前付 *2, 3*
- Writers File ……………………………… 前付 *4, 5*
- FAX 専用注文書 ……………………………… *137*
- バックナンバー 一覧 ……………………… *139*
- MB OCULISTA 次号予告 ………………… *140*

「OCULISTA」とはイタリア語で眼科医を意味します．

前付 *8*

特集／眼科医が知っておくべき糖尿病網膜症診療ストラテジー

Ⅰ．内科治療

眼科医が知っておくべき内科糖尿病治療

外舘祐介[*1]　石垣　泰[*2]

Key Words: 血糖コントロール(blood sugar control)，薬物療法アルゴリズム(drug therapy algorithm)，SGLT2阻害薬(SGLT2 inhibitors)，GLP-1受容体作動薬(GLP-1 receptor agonists)，持続血糖モニタリング(continuous glucose monitoring system：CGM)

Abstract：糖尿病合併症予防のための血糖コントロール目標はHbA1c 7%未満と設定されているが，最も重要視されるのは低血糖の予防である．糖尿病治療薬は増えており，日本人2型糖尿病の病態や国内の処方傾向を踏まえて，糖尿病薬物治療のアルゴリズムが発表された．BMI 25以上でインスリン抵抗性主体の病態を想定し，BMI 25未満であれば日本人に多いインスリン分泌不全の病態を想定しながら薬物選択を行っていく．最近ではSGLT2阻害薬とGLP-1受容体作動薬の心血管疾患や慢性腎臓病，そして心不全などに対する有効性が報告され，一部の薬剤では糖尿病治療薬の枠を超えて治療適応が拡大している．持続血糖モニタリングや持続インスリン注入療法といった糖尿病診療機器の進歩が著しく，様変わりしつつある糖尿病内科治療のトピックスについて概説する．

はじめに

糖尿病治療の目的は糖尿病のない人と変わらない寿命とQOLを得ることである[1](図1)．そのためには血糖のみならず血圧や脂質代謝のコントロールを行い，また適正体重の維持や禁煙の遵守を並行して行い，合併症の進行を抑制する必要がある．また，糖尿病に対するスティグマ・偏見をなくし，社会的にも正しい理解が進むよう学会や患者協会を挙げて活動している．

一方で，我が国は超高齢化社会に突入しており，診療している糖尿病患者の約70%が高齢者であると報告されている．加齢による身体機能・認知機能の低下は個人により大きく異なり，低血糖をはじめとするリスクに十分に留意しながら高齢者糖尿病の診療を行うことが求められている．

近年，新しい糖尿病治療薬や持続血糖モニタリング(continuous glucose monitoring system：CGM)の登場により，糖尿病の治療は大きく変わりつつある．SGLT2阻害薬やGLP-1受容体作動薬は，血糖を低下させるのみならず，心血管疾患や心不全，慢性腎臓病(chronic kidney disease：CKD)への有効性が示され，糖尿病患者にとどまらない適応を取得し，多くの診療科で処方されている．また，CGMの普及は，血糖変動の見える化を実現し，糖尿病診療の質の向上に貢献している．本稿では，このような近年の糖尿病治療のトピックスを中心に糖尿病の内科治療について概説させていただく．

現在の血糖コントロール目標

主たる血糖コントロールの指標は現在もHbA1cであり，国内外の糖尿病合併症に関する研究結果[2]から，合併症予防のための血糖コントロール

[*1] Yusuke TODATE，〒028-3695　岩手県紫波郡矢巾町医大通2-1-1　岩手医科大学医学部内科学講座糖尿病・代謝・内分泌内科分野，助教
[*2] Yasushi ISHIGAKI，同，教授

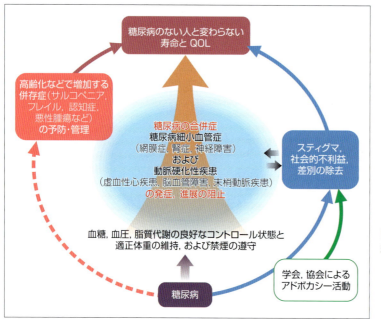

図 1. 糖尿病治療の目標
（文献 1 日本糖尿病学会編・著：糖尿病治療ガイド 2024. 文光堂, p.21, 2024. より転載）

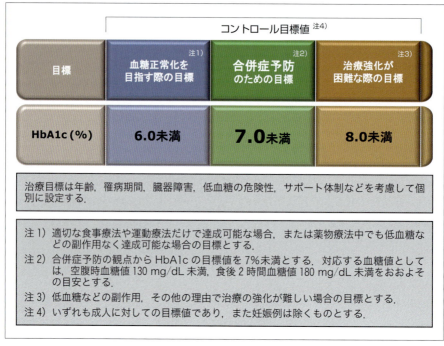

図 2. HbA1c 管理目標値
65 歳未満（65 歳以上の高齢者については「高齢者糖尿病の血糖コントロール目標」を参照）
（文献 1 日本糖尿病学会編・著：糖尿病治療ガイド 2024. 文光堂, p.23, 2024. より転載）

目標として HbA1c 7％未満が設定されている[1]（図 2）．しかしながら，HbA1c 7％という数値が独り歩きすることで，HbA1c 7％台前半のコントロールで妥協する風潮が広まっていることが懸念されている．血糖正常化を目指すことができる患者に対しては HbA1c 6％未満を目標とすべきであり，HbA1c 7％台の患者に対しては低血糖のリスクの少ない薬剤を選択しながら HbA1c 6％台を維持することが強く推奨される．一方で，高齢者に対しては，患者の特徴や健康状態によって 3 つのカテゴリーに分け，認知症や基本的・手段的 ADL 低下の度合いに応じて HbA1c の目標値を

		カテゴリーI	カテゴリーII	カテゴリーIII
患者の特徴・健康状態[注1]		①認知機能正常 **かつ** ②ADL自立	①軽度認知障害～軽度認知症 **または** ②手段的ADL低下，基本的ADL自立	①中等度以上の認知症 **または** ②基本的ADL低下 **または** ③多くの併存疾患や機能障害
重症低血糖が危惧される薬剤(インスリン製剤，SU薬，グリニド薬など)の使用	なし[注2]	7.0％未満	7.0％未満	8.0％未満
	あり[注3]	65歳以上75歳未満 7.5％未満 (下限6.5%) ／ 75歳以上 8.0％未満 (下限7.0%)	8.0％未満 (下限7.0%)	8.5％未満 (下限7.5%)

治療目標は，年齢，罹病期間，低血糖の危険性，サポート体制などに加え，高齢者では認知機能や基本的ADL，手段的ADL，併存疾患なども考慮して個別に設定する．ただし，加齢に伴って重症低血糖の危険性が高くなることに十分注意する．

注1) 認知機能や基本的ADL(着衣，移動，入浴，トイレの使用など)，手段的ADL(IADL:買い物，食事の準備，服薬管理，金銭管理など)の評価に関しては，日本老年医学会のホームページを参照する(www.jpn-geriat-soc.or.jp/)．エンドオブライフの状態では，著しい高血糖を防止し，それに伴う脱水や急性合併症を予防する治療を優先する．

注2) 高齢者糖尿病においても，合併症予防のための目標は7.0%未満である．ただし，適切な食事療法や運動療法だけで達成可能な場合，または薬物療法の副作用なく達成可能な場合の目標を6.0%未満，治療の強化が難しい場合の目標を8.0%未満とする．下限を設けない．カテゴリーIIIに該当する状態で，多剤併用による有害作用が懸念される場合や，重篤な併存疾患を有し，社会的サポートが乏しい場合などには，8.5%未満を目標とすることも許容される．

注3) 糖尿病罹病期間も考慮し，合併症発症・進展防止が優先される場合には，重症低血糖を予防する対策を講じつつ，個々の高齢者ごとに個別の目標や下限を設定してもよい．65歳未満からこれらの薬剤を用いて治療中であり，かつ血糖コントロール状態が図の目標や下限を下回る場合には，基本的に現状を維持するが，重症低血糖に十分注意する．グリニド薬は，種類・使用量・血糖値等を勘案し，重症低血糖が危惧されない薬剤に分類される場合もある．

【重要な注意事項】
糖尿病治療薬の使用にあたっては，日本老年医学会編「高齢者の安全な薬物療法ガイドライン」を参照すること．薬剤使用時には多剤併用を避け，副作用の出現に十分に注意する．

図3. 高齢者糖尿病の血糖コントロール目標(HbA1c値)
(文献3 日本老年医学会・日本糖尿病学会 編・著：高齢者糖尿病診療ガイドライン 2023. 南江堂, p.94, 2023. より転載)

緩める方針でマネジメントを行う[3](図3)．特に重要な点は重症低血糖のリスク回避であり，具体的にはインスリンやSU薬，グリニド薬を併用している場合にはHbA1cの目標値の上限と同時に下限値が設定される．この目標値の設定にみられるように，現在の糖尿病薬物治療においては低血糖を回避することが優先的な課題となっている．

周術期の血糖コントロール

欠食を伴う手術，特に全身麻酔下で行われる手術に際しては，術後の感染症予防のため術前の厳格な血糖コントロールが求められる．術前の血糖コントロール目標は，空腹時血糖140 mg/dl未満，随時血糖180 mg/dl未満，尿ケトン体陰性であることが推奨されており，空腹時血糖200 mg/dlと明らかに不良の場合は手術の延期が推奨される[4]．HbA1cは過去1，2か月間の血糖コントロールを表しているため，手術直近の血糖コントロールの評価は困難であり，複数回にわたって測定した血糖値や後述するCGMでの血糖推移を材

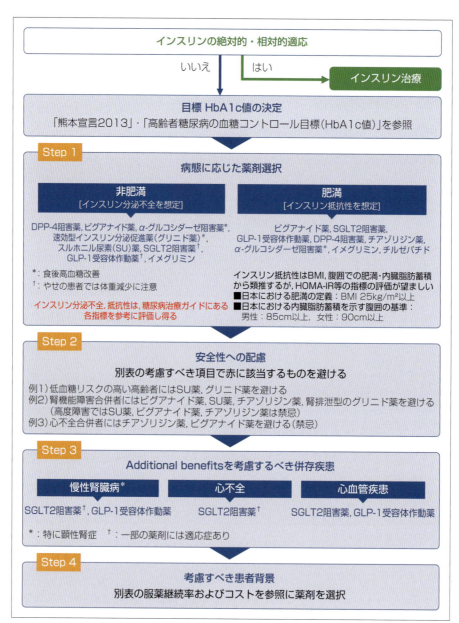

図 4. 2型糖尿病の薬物療法のアルゴリズム
別表については出典の Table 1 を参照
(文献 7 日本糖尿病学会:コンセンサスステートメント策定に関する委員会「2型糖尿病の薬物療法のアルゴリズム(第2版)」. 糖尿病, 66(10):715-733, 2023. p.719, より転載)

料として,手術可能な状態か判断する.周術期は血糖が不安定になりやすいため,術前からインスリン主体での糖尿病治療を行うことが望ましい.

眼科領域の手術では,侵襲が部分的であることや局所麻酔で行われることが多いため,術前の血糖コントロールは比較的緩めに判断される.また,術前の血糖コントロールが不良でなければ周術期に治療法をインスリンに切り替えることなく,内服薬を継続して手術を行う場合も多い.

網膜症患者の血糖コントロールの注意点

糖尿病網膜症が進行した症例では,急激な血糖低下がしばしば網膜症を悪化させることが知られている.我が国の報告では,糖尿病治療を行った入院患者を対象に6か月後に網膜症の評価を行ったところ,網膜症なしと単純網膜症の症例においては網膜症の悪化がほぼみられなかったのに対し,前増殖網膜症と増殖網膜症の症例においては

いずれも約36％で悪化を認めていた[5]．この網膜症悪化の機序については現在も明らかでないが，重症な低血糖は糖尿病網膜症の発生率を4倍に上げることが報告されており[6]，血糖コントロール不良例や放置例に対して糖尿病治療を行う際には，初めに網膜症の評価を行い，低血糖を回避しつつ可能な限り緩徐に血糖コントロールを行うことが望ましい．ただし，この分野においては新しい知見が乏しく，血糖低下のスピードや内科治療について確かな指針は未だに存在しない．

日本人に対する糖尿病薬物治療のアルゴリズム

2型糖尿病の病態は，日本人と欧米人との間で大きく異なることが知られている．すなわち，欧米人の多くは肥満を基盤にしたインスリン抵抗性の増大が主たる病態であるのに対して，日本人ではインスリン分泌低下を伴う割合が多い点である．ゲノムワイド関連解析の結果でも，日本人の2型糖尿病疾患感受性遺伝子として膵β細胞分化やインスリン分泌調節に関連する遺伝子が複数挙がってくることも日本人の病態を裏付けている．しかしながら，我が国の診療でも欧米の薬物治療ガイドラインが参考にされることが多く，病態の異なる日本人に当てはめることの問題が指摘されてきた．一方で，以前までは2型糖尿病患者の薬剤選択にあたっては，インスリン分泌低下型かインスリン抵抗性型か，あるいは食後血糖上昇のみ認められる状態か空腹時血糖も含めて上昇しているかを見極め，個々の病態に応じた薬剤を選択することが推奨されていた．しかしながら，採血検査などから2型糖尿病患者の病態を判断する基準が明確でなく，食後に受診する患者も多いなかで，病態評価において非専門医には高いハードルが存在した．また，欧米のガイドラインでは推奨される薬剤はメトホルミンであるが，我が国ではDPP-4阻害薬が圧倒的なシェアを占めているといった処方状況の違いもガイドラインなどでは考慮されなければならない．

こうした背景から2022年に日本糖尿病学会では，日本人に適した2型糖尿病の薬物療法のアルゴリズム[7]を発表した（図4）．最初にインスリンの適応でないことを確認し，目標HbA1cを設定する．Step 1として，患者のBMIが25未満の非肥満であればインスリン分泌不全が病態の主体であることを想定してDPP-4阻害薬を筆頭としたインスリン分泌促進系の薬剤と非肥満患者でも有効性が認められるメトホルミンを念頭に置き，BMIが25以上であればインスリン抵抗性の存在を想定してメトホルミンやSGLT2阻害薬を主体に薬剤選択を考えていく．次にStep 2として，安全性の観点から高齢者に対しては低血糖リスクを勘案してSU薬などの使用を，腎障害患者にはメトホルミンなどを，心不全患者にはチアゾリジン薬の使用をそれぞれ控えなければならない．Step 3としては，CKD，心不全，心血管疾患に対する有効性のエビデンスがあるSGLT2阻害薬やGLP-1受容体作動薬を考慮し，そしてStep 4として服薬遵守率や医療費に対する配慮を謳っている．肥満と非肥満を切り口として2型糖尿病の病態を判断する方法は日常診療に応用しやすく，このアルゴリズムが普及することで我が国の糖尿病診療が標準化され，医療の質の均てん化が期待される．

臓器保護効果のエビデンスを有する糖尿病治療薬

1．SGLT2阻害薬

SGLT2阻害薬は，近位尿細管でのグルコースの再吸収を阻害し，尿糖排泄量を増加させることにより血糖値を低下させる．インスリンに依存しない機序のため低血糖のリスクは低く，またエネルギーバランスが負に傾くことから体重減少が期待できる．

SGLT2阻害薬が注目される理由は，糖尿病に対する治療効果のみならず心血管疾患や心不全，CKDに対する有効性にある．2015年にEMPA-REG OUTCOME[8]試験でSGLT2阻害薬投与による心血管イベントの抑制が報告されて以降，多くの大規模臨床研究が報告され，心不全やCKDに対する有効性が確立された[9]．驚いたことに，

表 1. 我が国で使用されている CGM の比較

商品名	FreeStyle リブレ 2	Dexcom G7	ガーディアン™ 4 センサ
スキャン	8 時間ごと	不要	不要
使用期間	14 日間	10 日間	7 日間
装着部位	上腕	上腕，腹部，殿部	上腕，腹部
アラート	スマートフォンのみ可	あり	あり
インスリンポンプ連動	なし	なし	あり

SGLT2 阻害薬の心不全や CKD に対する有効性は糖尿病の有無にかかわらず認められ，現在はいくつかの薬剤で糖尿病治療薬の枠を超えて，非糖尿病患者も含む慢性心不全と CKD への適応が承認されている．また最近，SGLT2 阻害薬が糖尿病性黄斑浮腫の進展に抑制的に影響する可能性[10]が報告され注目を集めている．このように，当初予想しなかった様々な臓器に対する効果から，現在は循環器内科や腎臓内科で積極的に処方される薬剤となり，今後さらに新しい機序が明らかになる可能性が期待される．

SGLT2 阻害薬投与によってブドウ糖利用効率が変化することからケトン体産生が増加し，ケトアシドーシスが出現するリスクがある．また，尿糖が増加することから尿路・性器感染症のリスクが高まることが主な副作用である．また，SGLT2 阻害薬は絶食を伴う手術に際して，手術 3 日前からの休薬が推奨されており，術後は食事摂取が可能になってから再開する[11]．

2．GLP-1 受容体作動薬

インクレチンは，ブドウ糖などの栄養素が腸管を通過することが刺激となって分泌され，膵 β 細胞からのインスリン分泌を促進する作用を有する．インクレチンには GLP-1 と GIP があり，いずれも分解酵素 DPP-4 によって分解されるため，腸管由来のインクレチンの効果を高める DPP-4 阻害薬が，我が国の臨床で広く用いられている．GLP-1 受容体に結合することで GLP-1 作用を発揮する GLP-1 受容体作動薬は，強い血糖低下作用に加えて，消化管運動抑制や中枢神経系に作用することで食欲を抑制する効果があり，体重減少にも効果を発揮する．

GLP-1 受容体作動薬はいくつかの大規模臨床試験において，心血管疾患に対する良好な効果が報告されている[12]．また，最近では 2 型糖尿病合併 CKD 患者を対象にした試験で，腎保護効果が認められている[13]．これらの結果を受け，GLP-1 受容体作動薬は心血管疾患や CKD を合併する糖尿病患者に対して優先度の高い薬剤とされている．

GLP-1 受容体作動薬の主流は週 1 回の皮下注射であるが，1 日 1 回早朝空腹時に内服する薬剤も選択可能である．いずれの剤型であっても共通する副作用は，消化管運動抑制に伴う悪心，嘔吐，便秘といった腹部症状であり，薬剤を低用量から徐々に増量していくことで軽減できる．一部の臨床試験で糖尿病網膜症の悪化が報告されたが，その後の同様の報告はないため，現時点で網膜症への影響は明らかでない．

糖尿病関連医療機器の進歩

ACCORD[14]をはじめとする複数の試験から，低血糖予防が最重要事項であることが最近 15 年間の糖尿病診療のトレンドである．そのためには，可能な限りの血糖変動の把握が望まれ，従来から簡易血糖測定器を用いた指尖血液からの自己血糖測定が行われてきた．それが近年，500 円硬貨程度の大きさのセンサーを皮膚に貼付し，間質液中のグルコース濃度を測定することで血糖の近似値

をモニタリングする CGM が専門医を中心に普及してきている．現在我が国では 3 種類の CGM が使用可能で，それぞれの機種の測定精度や機能が向上し，装着も簡便化するなど進歩が著しい（表1）．CGM には，24 時間を通じての血糖変動が評価できることに加えて，患者自身が食事内容や身体活動といった日常の生活習慣と血糖変動の関連を自覚できることが最大のメリットであると考える．また，多くの CGM には低血糖に対するアラート機能があり，就眠中などでも低血糖を予測し知らせる機能を備えている．

持続インスリン注入療法（continuous subcutaneous insulin injection：CSII）の進歩も著しく，CGM を連動することで，そのときの血糖値に応じて自動的にインスリンの注入量を調節する機能も備わりつつあり，「人工膵臓」に近づいていくことが期待されている．

肥満症に対する治療の進歩

BMI 25 kg/m^2 以上が肥満と定義され，肥満に関連する健康障害を合併するものを肥満症と診断して疾患として取り扱う[15]．糖尿病は重要な肥満関連疾患であり，減量が糖尿病の改善につながることが多い．GLP-1 受容体作動薬が減量効果を発揮することは前述したが，2024 年には高用量のGLP-1 受容体作動薬が肥満症の治療薬として適応を取得し，およそ 15％の体重減少が期待されている．海外では肥満症治療薬は爆発的な売り上げを記録しており，現在も複数の薬剤が開発中であることと合わせて，近い将来に我が国でも肥満症治療薬の選択肢が増えてくると予想される．

最も減量効果の強い治療は外科治療で，減量・代謝改善手術と呼称されている．2014 年に胃を筒状に形成する胃スリーブ状切除術が保険適用となり，我が国でも年間 1,000 例弱の手術が行われている．保険適用の条件は，糖尿病患者であれば 6 か月以上の内科治療で効果不十分な BMI≧35 の高度肥満症，もしくは BMI 32.0〜34.9 で HbA1c 8.0％以上かつ，高血圧症，脂質異常症，閉塞性睡眠時無呼吸症候群，非アルコール性脂肪性肝疾患を合併している肥満症である．国内の成績では，手術後 2 年で平均約 30％の体重減少が得られ，糖尿病患者の多くは糖尿病治療薬を中止できたうえで HbA1c が 6％未満と劇的な改善が得られる[16]．将来の糖尿病合併症や心血管イベントを抑制することが報告されており，特に若年の高度肥満糖尿病患者に勧められる治療と考える．

おわりに

糖尿病の内科治療について，近年の治療トレンドの変化を中心に概説した．糖尿病治療の進歩によって，通院している糖尿病患者の血糖コントロールは改善しており，また糖尿病網膜症による失明の頻度も低下している．しかし，健診未受診者や健診で異常を指摘されても医療機関未受診の者，通院中断者では，重篤な合併症に進行する患者は減っていない印象である．医療関係者と行政が協力して医療機関受診を勧奨するとともに，通院中の糖尿病患者に対しても眼科と糖尿病内科の連携をより深めることが求められる．

文 献

1) 日本糖尿病学会編・著：糖尿病治療ガイド 2024. 文光堂，2024.

2) Shichiri M, Kishikawa H, Ohkubo Y, et al：Long-term results of the Kumamoto Study on optimal diabetes control in type 2 diabetic patients. Diabetes Care, **23**：B21-29, 2000.

3) 日本老年医学会・日本糖尿病学会 編・著：高齢者糖尿病診療ガイドライン 2023. 南江堂，p.94, 2023.

4) 日本糖尿病学会編・著：糖尿病専門医研修ガイドブック 改訂第 9 版．診断と治療社，2023.

5) 七里元亮ほか：網膜症進展・増悪阻止のためのコントロール基準について．糖尿病学の進歩 第27集（日本糖尿病学会編）．診断と治療社，pp.114-116，1993.

6) Klein BE, Klein R, Lee KE：Diabetes, cardiovascular disease, selected cardiovascular disease risk factors, and the 5-year incidence of age-related cataract and progression of lens opaci-

ties：the Beaver Dam Eye Study. Am J Oph-thalmol, **126**：782-790, 1998.

7) 日本糖尿病学会：コンセンサスステートメント策定に関する委員会「2型糖尿病の薬物療法のアルゴリズム（第2版）」．糖尿病，**66**(10)：715-733, 2023.

8) Zinman B, Wanner C, Lachin JM, et al：Empagliflozin, Cardiovascular Outcomes, and Mortality in Type 2 Diabetes. N Engl J Med, **373**：2117-2128, 2015.

9) Anker SD, Butler J, Filippatos G, et al：Empagliflozin in Heart Failure with a Preserved Ejection Fraction. N Engl J Med, **385**：1451-1461, 2021.

10) Ishibashi R, Inaba Y, Koshizaka M, et al：Sodium-glucose co-transporter 2 inhibitor therapy reduces the administration frequency of anti-vascular endothelial growth factor agents in patients with diabetic macular oedema with a history of anti-vascular endothelial growth factor agent use：A cohort study using the Japanese health insurance claims database. Diabetes Obes Metab, **26**：1510-1518, 2024
Summary SGLT2阻害薬が糖尿病黄斑浮腫に対する抗VEGF治療の頻度を低くする可能性を示した論文.

11) 日本糖尿病学会「SGLT2阻害薬の適正使用に関する委員会」：糖尿病治療におけるSGLT2阻害薬の適正使用に関するRecommendation：日本糖尿病学会ホームページ(www.jds.or.jp)〔各種活動＞薬剤等に関する使用指針〕．2022.

12) Marso SP, Daniels GH, Frandsen KB, et al：Liragultide and cardiovascular outcomes in type 2 diabetes. N Engl J Med, **375**：311-322, 2016.

13) Perkovic V, Tuttle KR, Rossing P, et al：Effects of Semaglutide on Chronic Kidney Disease in Patients with Type 2 Diabetes. N Engl J Med, **391**：109-121, 2024

14) Bonds DE, Miller ME, Bergenstal RM, et al：The association between symptomatic, severe hypoglycaemia and mortality in type 2 diabetes：retrospective epidemiological analysis of the ACCORD study. BMJ, **340**：b4909, 2010.

15) 日本肥満学会 肥満症診療ガイドライン作成委員会：肥満症診療ガイドライン2022．ライフサイエンス出版，2022.

16) Saiki A, Yamaguchi T, Tanaka S, et al：Background characteristics and postoperative outcomes of insufficient weight loss after laparoscopic sleeve gastrectomy in Japanese patients. Ann Gastroenterol Surg, **3**：638-647, 2019.
Summary 日本人高度肥満症患者に対する減量代謝改善手術の成績を示した文献.

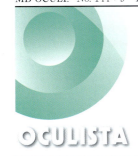

特集/眼科医が知っておくべき糖尿病網膜症診療ストラテジー

Ⅱ. 疫 学

眼科医が知っておくべき糖尿病・糖尿病網膜症の疫学

川崎 良*

Key Words: 糖尿病網膜症(diabetic retinopathy), 有病割合(prevalence), 罹患率(incidence), スクリーニング(screening), ガイドライン(guidelines)

Abstract: 糖尿病網膜症は糖尿病の細小血管合併症として頻度が高い. 一方で, 日本を含む糖尿病網膜症に対する治療環境が整っている国では糖尿病網膜症の有病割合, 罹患率, 進行率は減少傾向にあるという報告もある. このような記述疫学の知見の応用例として, スクリーニングとその間隔の目安を糖尿病網膜症の進行リスクに基づいて定めるなどの例を考える. 糖尿病網膜症の発症・罹患, そして進行について我が国のなかでどのような動向にあるかを評価するためには眼科の臨床では対象とならない未発症の状態から調査する必要があるため, 一般住民対象の疫学研究や糖尿病患者を対象としたレジストリ研究が必要である. 一方で, そのような研究では詳細な網膜症の評価がなされていないことが多いなどの課題もある. 継続して糖尿病網膜症の動向を把握し, 評価し, またそのことに基づいた予防策を考えることはなお重要である.

糖尿病網膜症は世界的な医療課題である

糖尿病網膜症は糖尿病の細小血管合併症として頻度が高く, 20～79歳の世界人口において糖尿病を有する者は5億人を超えると推計され, 今後も増加が予想されるなか, 2045年には7億人に達すると推計されている[1]. 世界的に糖尿病患者が増えている状況を反映し, 糖尿病網膜症の患者数もまだ増加していると推定されており, 2020年の時点での世界における糖尿病網膜症の患者数は1億312万人, 視力をおびやかす可能性のある重症度に至っている糖尿病網膜症(重症非増殖糖尿病網膜症/増殖糖尿病網膜症/黄斑浮腫を合わせたもの)は2,854万人であり, このまま2045年まで行けばそれぞれ1億6,050万人, 4,482万人まで増加すると推計されている. また, 低中所得国においては糖尿病および糖尿病網膜症が増加傾向にあり, 糖尿病網膜症の疾病負担が今後大きくなることも予想される. 本稿では, 糖尿病網膜症の疫学の話題として主に記述疫学としての有病割合, 罹患率や進行率について紹介し, さらにその応用例として, スクリーニングについて考えてみたい.

一方で, 糖尿病網膜症の罹患率・有病割合は減少傾向にある

一方, 欧米そして我が国においては糖尿病を有する患者における糖尿病網膜症の発症率, そして有病割合が減っているとする報告がある. META-EYE Study[2]では35か国の疫学研究に基づくメタ解析で, 糖尿病網膜症の有病割合は2000年を境に, 49.6%から24.8%と半減し, 増殖糖尿病網膜症は10.6%から3.5%に, 黄斑浮腫は9.3%から5.5%に, それらいずれかを持つ視力を

---

* Ryo KAWASAKI, 〒565-0871 吹田市山田丘2-2 大阪大学大学院医学系研究科社会医学講座公衆衛生学, 教授

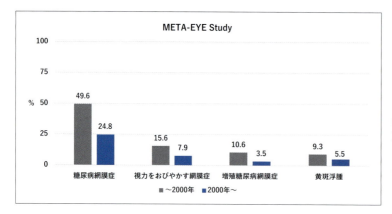

図1.
META-EYE Study では2000年を境に糖尿病網膜症の有病割合が減少傾向にあることを報告した.
(文献2より引用)

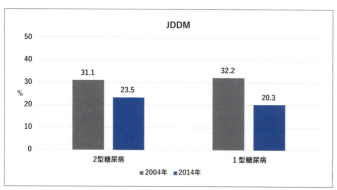

図2.
我が国の患者調査である Japan Diabetes Clinical Data Management Study Group (JDDM) では，2型糖尿病だけでなく1型糖尿病においても糖尿病網膜症の有病割合が2004年から2014年にかけて減少していることが報告された.
(文献3より引用)

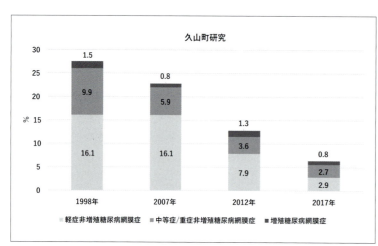

図3.
我が国の一般住民対象疫学調査である久山町研究では1998〜2017年にかけて糖尿病網膜症の有病割合が減少していることが報告され，特に軽症のものが大いに減少していることが示された.
(文献4より引用)

おびやかす網膜症も15.6%から7.9%とそれぞれ減っていることを報告している(図1).また我が国では，一般社団法人糖尿病データマネジメント研究会(Japan Diabetes Clinical Data Management Study Group：JDDM)による2004年と2014年の糖尿病網膜症の有病割合の比較で，2型糖尿病患者では31.1%から23.5%に，1型糖尿病では32.2%から20.3%に減少していたことが報告されている[3)](図2).一般住民対象の久山町研究において は1998年，2007年，2012年，2017年の4時点での糖尿病網膜症の有病割合が報告されており[4)](図3)，全体として糖尿病網膜症の有病割合が減っているだけでなく，その内訳では軽症非増殖糖尿病網膜症の現象が特に多いことが見て取れる.合わせて，糖尿病患者における網膜症の10年累積罹患率・発症率を1998〜2007年，2008〜2017年に分けて比べると，14.2%［95%CI：7.8〜20.6%］から2.2%［0.3〜4.3%］に，網膜症の進行

率も 6.9%［2.8〜11.0%］から 3.5%［1.2〜5.8%］と大きく減少していることが示された．このような糖尿病網膜症の発症リスクの低下は，糖尿病および糖尿病網膜症の早期発見と適時治療，より良い糖尿病治療の浸透によるところが多い[5]と推測されるが，興味深いことに，久山町研究では同等のヘモグロビン A1c レベルであっても過去に比べて網膜症発症リスクが低いことを指摘しており，血糖値の適正化以外にも総合的に糖尿病合併症を抑制する方向に影響を及ぼす要因が関係していることが示唆される．

高血糖や高血圧などの主要なリスク因子以外のリスク因子にも注目が集まっている．そこには，薬物治療のみならず生活習慣におけるリスク要因が時代とともに改善していることを指摘する考えもあり，例えば，そのような「副次的なリスク要因」としては，脂質異常，肥満，ビタミン摂取，喫煙，日光曝露，身体活動・運動の影響などが指摘されており[6]，それらが時代とともに良い方向に影響していると捉えることもできるかもしれない．このような副次的なリスク要因は，高血糖や高血圧などの主要なリスク要因と比べると関連の強さは弱いと予想され，より多数例でなければ十分に検証できないが，近年では大規模なコホート研究やレジストリ研究において身体活動・運動と糖尿病網膜症に関する研究の報告もなされるようになってきている．

糖尿病網膜症の発症率の低下，有病割合の低下を反映していると思われる指標に我が国での視覚障害認定者に関する統計がある．以前は抽出された地域の視覚障害の認定原因となった疾患を調査すると，糖尿病網膜症は年々その順位を下げていることが明らかとなり，2019 年度の新規視覚障害認定者 16,504 人のうち，1,675 人（10.1%）が糖尿病網膜症による認定であった[7]．糖尿病網膜症を原因として視覚障害認定者を受けている実人数も減っていることは，糖尿病網膜症に関する医療の進歩により，適時に治療することで失明に至るリスクは大きく低減されたことを示す成果であると考える．一方で，より重症の認定者が増えていること（2 級認定者：2015 年 25.3%が 2019 年には35.4%と増加した一方，5 級認定者が 22.1%から15.8%に減少），壮年から中年における視覚障害認定原因としては未だ糖尿病網膜症がより上位にあることも指摘されている．

糖尿病網膜症に対する残された課題は早期発見のためのスクリーニング

久山町研究における糖尿病網膜症の重症度別の推移（図 3）を見てみると，糖尿病網膜症のなかでも増殖糖尿病網膜症については減少傾向にあるものの，その他のより軽症な病期に比べると減少の程度は少なく，軽症例の減少に対して重症例の減少が相対的に鈍い可能性もある．糖尿病網膜症に対する適時治療により失明を防ぐことができる可能性が高いこと，また黄斑浮腫に対する抗血管内皮成長因子薬による治療の導入と浸透によって，より良い視力の維持が期待できる現代において，残された課題として挙げられるのは，適時治療を行うためのスクリーニングが十分ではないという点である．糖尿病網膜症は自覚症状なく発症し，自覚症状が出るのは黄斑浮腫や増殖糖尿病など視力をおびやかす網膜症と呼ばれる重症化した時期である．自覚症状を呈してからの治療においては視力を完全に回復させることは難しく，治療をもってしても不可逆的な視力低下に至る症例がある．その背景には，診断時期の遅れにより適時治療を受けることができなかった症例が多いことがある．診療報酬レセプトをもとにした JMDC データベース（2009〜2020 年）を用いた研究[8]では，糖尿病臨床診断前の特定健診受診状況，健診結果，また糖尿病の診断後速やかに抗糖尿病薬を服用しているかでグループ分けしたところ，治療が必要な糖尿病網膜症（レーザー光凝固，眼内注射，硝子体手術）の発生率が「糖尿病診断後，直近の健康診断を受けずに速やかに抗糖尿病薬を開始した群」において最も高かったと報告されている（1 年/5年累積発症率：3.1%/6.0%）．これは糖尿病が診

表 1.
糖尿病網膜症はスクリーニングに適した疾患の条件を満たしているといえる.

1. 対象となる疾患は重要で頻度が高い疾患である.
✓糖尿病患者は今なお増加傾向にあり,網膜症の発症率・有病割合は減少するも患者数は多い. ✓糖尿病網膜症は初期には無症状だが治療しなければ失明の危険があり,社会的負担も大きい.
2. 非侵襲の検査法で簡便に診断できる.
✓眼底写真で非侵襲的に診断が可能であり,すでに眼底カメラは広く普及し,比較的安価. ✓デジタル画像化で遠隔診断・AI 診断にも適する.
3. 診断後の予防法,治療法,リハビリ法が確立している.
✓糖尿病網膜症の治療のエビデンスが確立. ✓適切な時期に治療を行うことでほぼ失明を防ぐことが可能. ✓適切かつ適時の治療で視力向上も期待できる時代になった.
4. スクリーニングによる早期発見と診断後の治療が費用効果的である.
✓医学的効果として失明者の減少効果が示されている ✓我が国を含め複数の国・地域で費用効果的であることが示されている.

断された時点で,すぐに糖尿病治療を開始しなければならないほど血糖が高い状態であると判断された群で,その後の重症な糖尿病網膜症の発症リスクが高いことを示しており,糖尿病と糖尿病網膜症それぞれの早期発見のための積極的スクリーニングを支持する知見であると考える.我が国の糖尿病網膜症のスクリーニング機会としては,一般の診療のなかで内科医から眼科医への紹介あるいは眼科検査受診の勧奨に応じて患者が自ら眼科での検査を受ける機会受診の opportunistic screening と,特定健康診査において糖尿病もしくは糖尿病が疑われるものに対する眼底検査としての systematic screening がある.

糖尿病網膜症スクリーニングの 2 つの戦略

糖尿病網膜症は表 1 に示すようなスクリーニングに適した疾患であり[9],様々な国で適時治療のための契機としてスクリーニングを提供することが試みられてきた.糖尿病網膜症のスクリーニングは国や地域,医療制度により様々であるが大きく opportunistic screening と systematic screening に大別される.Opportunistic screening は,糖尿病と診断された患者が自ら,もしくは医療従事者の勧めにより,眼底検査を受ける機会を提供するスクリーニングであり,我が国においては内科から眼科への紹介受診や患者が自発的に眼科を受診することに相当する.我が国の保険診療のな

かで糖尿病の治療中の患者が糖尿病網膜症のための検査を受けているのかどうかは診療報酬レセプトを見ることで調べることができる.実際にNational Database(NDB)の診療報酬レセプトによって実態を調査した報告では,糖尿病患者において糖尿病網膜症の検査を受けている遵守率は半数弱にとどまっていた[10].

Opportunistic screening のスクリーニングを有効に機能させるためには,①啓発活動(例:一般,患者,そして医療従事者のすべてのレベルにおいて疾病の認知度向上,疾患についての理解の深化),②ガイドライン整備と普及(例:糖尿病および糖尿病網膜症診療ガイドラインにおけるスクリーニングの位置づけ),③受診アクセスの確保(例:地域における内科と眼科の連携),そして,④定期的な眼底検査の遵守を促すインセンティブなどで推進する必要がある.④については,現在,生活習慣病管理料や糖尿病合併症管理料に「網膜症」の把握にかかわる項目を入れる提案や第 8 次医療計画における糖尿病診療の指標として「糖尿病網膜症に対する専門治療を行う施設割合」や「治療が必要な糖尿病網膜症の発症率」を入れることで糖尿病網膜症についてモニタリングすることなどが具体化している[11].

もう 1 つのスクリーニング戦略は systematic screening である.対象となる糖尿病を有する者に対して一律にスクリーニング機会を提供するも

ので，その代表といえるのが英国 National Health Service（NHS）による糖尿病網膜症スクリーニングプログラムである[12]．英国では眼科専門医が少なく，糖尿病網膜症の有無をスクリーニングし，眼科医療への紹介をするかどうかの判断をする systematic screening が導入された．具体的には眼科診療とは別の形で検診センターや検診車を用いたスクリーニングが提供され，12 歳以上の糖尿病患者の 82.4％が年 1 回の糖尿病網膜症スクリーニングを受けることを達成した[13]．ただ，その背景には眼科医が少なく予約が数か月先になるといったアクセスが悪いという条件がある．同様の状況であるシンガポールでは家庭医において眼底カメラを用いて糖尿病患者に対する眼底スクリーニングを行い，遠隔診断によって判定を受け，眼科受診を判断するプログラムが導入されている[14]．これらの systematic screening の取り組みは，現在の糖尿病網膜症の画像自動診断 AI システムの開発を加速させる背景となっている．我が国では眼科へのアクセスが良好であり，糖尿病網膜症のみを対象とした検診制度など systematic screening を立ち上げることは難しい．その一方で，現存する特定健康診査において糖尿病網膜症スクリーニングを提供することには大きな可能性がある．特定健康診査では主にメタボリックシンドロームに注目した健康診査であるが，2008 年からの第三期においては，糖尿病の疑いのある受診者に対して眼底検査を行って良いと緩和された．現在，特定健康診査については受診率が低い．また，集団検診型では眼底カメラを設置した健診機関が多いもの，診療所型では眼底カメラを保有する機関が少ないことなどの課題はあるものの，近年急速に商用化が進んだ糖尿病網膜症の診断支援 AI システムをこのような仕組みのなかに取り入れることは十分に可能であると考える．特定健康診査では総合判定のための医師診察もあることから，判断の責任の所在も明確にすることができる．現状の opportunistic screening では特定健康診査で糖尿病が疑われても内科受診につながる割合が低いこと，治療中断があること，さらに内科から眼科への受診を勧められても受診につながっていないなどの課題があることから特定健康診査という糖尿病網膜症診断の上流から糖尿病網膜症のスクリーニングを提供することは費用対効果の高いスクリーニングを提供できる可能性がある[15]．さらに，そこには潜在的に毎年 100 万人を超える対象者が存在し，内科と眼科の狭間で診断に至っていない糖尿病網膜症の早期発見に貢献できる可能性がある．

糖尿病網膜症スクリーニングあるいは眼底検査頻度

現在，糖尿病網膜症の検診頻度，あるいは受診間隔については糖尿病網膜症診療ガイドラインで定められている．この根拠になっているのは，重症度分類が増殖糖尿病網膜症への進行リスクに基づいている．すなわち，糖尿病網膜症のない者，あるいは軽症非増殖糖尿病網膜症では 1 年後に増殖糖尿病網膜症への進展リスクが 5％未満とされており，「年 1～2 回程度の検診を行うことで治療の時期を逃す可能性は低い」とされる．同様に，増殖前糖尿病網膜症は 1 年後に増殖糖尿病網膜症への進展リスクが 5～25％とされており，2 か月に 1 回の受診が勧められている．このようなリスクに基づく受診間隔であるとするならば，前述するように糖尿病網膜症の発症リスクが徐々に下降しつつある我が国において，受診間隔を見直すことの可能性も検討して良いと考えている．すなわち，罹病期間や高血糖の程度などのリスクに基づいて定期受診間隔を延ばすこともできるとする「リスクに基づく柔軟な検診間隔」の考え方である．例えば，デンマークの 2018 年の糖尿病網膜症診療ガイドライン[16]では，糖尿病の管理が良好である場合（ヘモグロビン A1c が 7.0％以下，かつ，血圧値 130 mmHg 未満/80 mmHg 未満）には検診間隔を長くすることができるとの方向性が示された．2024 年の糖尿病網膜症診療ガイドライン[17]では，さらに簡略化され，糖尿病網膜症がない場合は一

律に24か月に，軽症非増殖糖尿病網膜症であればヘモグロビンA1cが9.5%（80 mmol/mol相当）より高い場合は検診間隔を24か月後とし，9.5%以下では12か月とするなどリスクに応じて診療間隔を設定する方針としている．このような検診間隔をリスクに合わせて延長する動きは他国にもみられ，冒頭で触れたように，我が国においても糖尿病網膜症の発症，進展リスクが下がっている現状を考えるとリスクに応じた検診間隔を検討することは，患者への負担軽減という意味でも重要かもしれない．

終わりに

糖尿病網膜症の疫学の話題として主に記述疫学としての有病割合，罹患率や進行率について紹介した．さらにその応用例として，スクリーニングについて，特にスクリーニングの間隔を決める際の目安としての罹患率や進行率に関する動向として，発症・罹患や進行のリスクに応じて検診間隔を定めるといった例を紹介した．糖尿病網膜症の発症・罹患，そして進行について我が国のなかでどのような動向にあるかをどのように評価するかといえば，一般住民対象の疫学研究や糖尿病患者を対象としたレジストリ研究など，眼科の臨床ではなかなか対象とすることができない集団についての研究が必要である．一方で，一般住民対象の疫学研究や糖尿病患者レジストリのなかでは詳細な網膜症の評価がなされていないことが多いなどの課題もある．減少しつつあるとはいえ，あるいは減少しつつあるからこそ，どのように糖尿病網膜症の発症を予防し，検知し，そして有効な治療につなげていくか，眼科側から検診や内科との連携への積極的な関与も重要である．

文　献

1) Saeedi P, Petersohn I, Salpea P, et al；IDF Diabetes Atlas Committee：Global and regional diabetes prevalence estimates for 2019 and projections for 2030 and 2045：Results from the International Diabetes Federation Diabetes Atlas, 9th edition. Diabetes Res Clin Pract, **157**：107843, 2019.

2) Yau JW, Rogers SL, Kawasaki R, et al；Meta-Analysis for Eye Disease（META-EYE）Study Group：Global prevalence and major risk factors of diabetic retinopathy. Diabetes Care, **35**(3)：556-564, 2012.
   Summary 世界の疫学研究データを統合し，世界人口における糖尿病網膜症の患者数を推計した研究．

3) Yokoyama H, Araki SI, Kawai K, et al：Declining trends of diabetic nephropathy, retinopathy and neuropathy with improving diabetes care indicators in Japanese patients with type 2 and type 1 diabetes（JDDM 46）. BMJ Open Diabetes Res Care, **6**(1)：e000521, 2018.

4) Hashimoto S, Yasuda M, Fujiwara K, et al：Secular trends in the prevalence, incidence, and progression of diabetic retinopathy：the Hisayama Study. Graefes Arch Clin Exp Ophthalmol, **261**(3)：641-649, 2023.

5) Romero-Aroca P, Fernández-Alart J, Baget-Bernaldiz M, et al：Diabetic retinopathy epidemiology in type Ⅱ diabetic patients. Effect of the changes in the diagnostic criteria and stricter control of the diabetes between 1993 and 2005 on the incidence of diabetic retinopathy. Arch Soc Esp Oftalmol, **82**(4)：209-218, 2007.

6) Simó R, Hernández C：What else can we do to prevent diabetic retinopathy? Diabetologia, **66**(9)：1614-1621, 2023.

7) Matoba R, Morimoto N, Kawasaki R, et al：A nationwide survey of newly certified visually impaired individuals in Japan for the fiscal year 2019：impact of the revision of criteria for visual impairment certification. Jpn J Ophthalmol, **67**(3)：346-352, 2023.

8) Sugiyama T, Yanagisawa-Sugita A, Tanaka H, et al：Different incidences of diabetic retinopathy requiring treatment since diagnosis according to the course of diabetes diagnosis：a retrospective cohort study. Sci Rep, **13**(1)：10527, 2023.

9) Kawasaki R：How Can Artificial Intelligence Be Implemented Effectively in Diabetic Retinopathy Screening in Japan? Medicina（Kaunas）, **60**

(2)：243, 2024.

10) Ihana-Sugiyama N, Sugiyama T, Hirano T, et al：Patient referral flow between physician and ophthalmologist visits for diabetic retinopathy screening among Japanese patients with diabetes：A retrospective cross-sectional cohort study using the National Database. J Diabetes Investig, **14**(7)：883-892, 2023.
Summary　診療報酬レセプトデータに基づいて糖尿病で治療中の患者のうち網膜症の定期スクリーニングが行われているのは半数であることを明らかにした研究.

11) 厚生労働省：中央社会保険医療協議会総会（第435回）議事次第. 2019.
https://www.mhlw.go.jp/content/12404000/000569131.pdf

12) Garvican L, Clowes J, Gillow T：Preservation of sight in diabetes：developing a national risk reduction programme. Diabe Med, **17**：627-634, 2000.

13) Moreton RBR, Stratton IM, Chave SJ, et al：Factors determining uptake of diabetic retinopathy screening in Oxfordshire. Diabet Med, **34**(7)：993-999, 2017.

14) Bhargava M, Cheung CY, Sabanayagam C, et al：Accuracy of diabetic retinopathy screening by trained non-physician graders using non-mydriatic fundus camera. Singapore Med J, **53**(11)：715-719, 2012.

15) Kawasaki R, Akune Y, Hiratsuka Y, et al：Cost-utility analysis of screening for diabetic retinopathy in Japan：a probabilistic Markov modeling study. Ophthalmic Epidemiol, **22**(1)：4-12, 2015.
Summary　我が国の特定健診を想定し，スクリーニングの費用対効用・効果を検討した研究.

16) Grauslund J, Andersen N, Andresen J, et al：Evidence-based Danish guidelines for screening of diabetic retinopathy. Acta Ophthalmol, **96**(8)：763-769, 2018.

17) Grauslund J, Andersen N, Andresen J, et al：Diabetic retinopathy. Ugeskr Laeger, **186**(37)：V04240246, 2024.

Monthly Book OCULISTA
創刊 5 周年記念書籍

好評書籍

すぐに役立つ
眼科日常診療のポイント
―私はこうしている―

■編集　大橋裕一（愛媛大学学長）／村上　晶（順天堂大学眼科教授）／高橋　浩（日本医科大学眼科教授）

日常診療ですぐに使える！
診療の際にぜひそばに置いておきたい一書です！

眼科疾患の治療に留まらず、基本の検査機器の使い方からよくある疾患、手こずる疾患などを豊富な図写真とともに詳述！患者さんへのインフォームドコンセントの具体例を多数掲載！

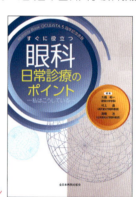

2018 年 10 月発売　オールカラー　B5 判
300 頁　定価10,450 円（本体 9,500 円＋税）
※Monthly Book OCULISTA の定期購読には含まれておりません

Contents

Ⅰ　外来診療における検査機器の上手な使い方
1. 視力検査（コントラスト，高次収差を含む）
2. 前眼部 OCT
   ①角膜・水晶体
   ②緑内障
3. 角膜形状解析（ケラトメータも含めて）
4. 角膜内皮スペキュラー
5. 後眼部 OCT
   ①眼底疾患
   ②OCT angiography
   ③緑内障
6. ハンフリー視野計とゴールドマン視野計
7. 眼圧計

Ⅱ　よくある異常―眼科外来での鑑別診断のコツ
1. 流涙症
2. 角膜混濁
3. 眼底出血
4. 飛蚊症
5. 硝子体混濁（出血を含む）
6. 視野異常・暗点
7. 眼瞼下垂・瞬目異常
8. 眼位異常
9. 複視
10. 眼球突出

Ⅲ　日常診療でよく遭遇する眼疾患のマネージメント
1. 結膜炎
2. 老視
3. 近視
4. ぶどう膜炎
5. コンタクトレンズ合併症
   ①フルオレセイン染色パターンからの診断
   ②マネージメントの実際
6. 正常眼圧緑内障の診断
7. 糖尿病網膜症
8. 黄斑浮腫
9. 眼瞼・結膜の腫瘤性病変

Ⅳ　誰もが手こずる眼疾患の治療
1. MRSA 感染症
2. 強膜炎
3. 落屑症候群
4. 濾過胞機能不全
5. 網膜静脈閉塞症―CRVO/BRVO
6. 中心性漿液性脈絡網膜症（CSC）
7. 特発性脈絡膜新生血管
8. 視神経炎
9. 甲状腺眼症
10. 心因性視覚障害

Ⅴ　眼科外来で必要なインフォームドコンセント
1. 感染性結膜炎
2. 蛍光眼底撮影―FA, IA, OCT angiography
3. 外来小手術―霰粒腫・麦粒腫切開，翼状片
4. 小児眼科―先天鼻涙管閉塞，弱視治療について
5. 日帰り白内障手術
6. 眼内レンズ選択（度数・多焦点など）
7. 網膜光凝固・YAG レーザー
8. 眼局所注射
9. コンタクトレンズ処方（レンズケアを含む）
10. サプリメント処方

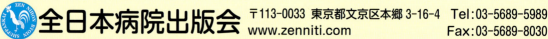

全日本病院出版会　〒113-0033　東京都文京区本郷 3-16-4　Tel：03-5689-5989
www.zenniti.com　　　　　　　　　　　　　　　　　　Fax：03-5689-8030

特集／眼科医が知っておくべき糖尿病網膜症診療ストラテジー

III. 検 査
糖尿病網膜症における画像検査

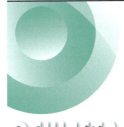

平野隆雄*

Key Words : 糖尿病網膜症(diabetic retinopathy : DR), 糖尿病黄斑浮腫(diabetic macular edema : DME), フルオレセイン蛍光眼底造影(fluorescein angiography : FA), 光干渉断層計(optical coherence tomography : OCT), 光干渉断層血管造影(OCT angiography : OCTA)

Abstract : 糖尿病網膜症診療ガイドライン(第1版)では糖尿病網膜症(diabetic retinopathy : DR)とは糖尿病に起因した特徴的眼底所見を呈する病態で, 基本的には網膜における細小血管障害に起因する種々の変化が生じると定義され, 糖尿病網膜症診療の目的は早期に診断し, 適切な治療を適切な時期に行うことで, quality of vision(QOV)ひいては quality of life(QOL)を維持することとされている[1]. 古くから糖尿病網膜症の評価には眼底写真やフルオレセイン蛍光眼底造影(fluorescein angiography : FA)が用いられてきた. 近年, 従来よりも撮像範囲が広い眼底撮影装置が登場し, 後極のみならず網膜周辺部の所見を容易に画像化することが可能となった. また, 網膜厚を定量的に測定可能な光干渉断層計(optical coherence tomography : OCT)の登場により糖尿病黄斑浮腫(diabetic macular edema : DME)診療は劇的に進歩した. さらに, OCT 信号の時間による位相変化や強度変化をもとに網膜血流画像を描出する光干渉断層血管造影(OCT angiography : OCTA)は造影剤を用いることなく網脈膜循環動態を評価できる. これらの画像検査の進歩によって糖尿病網膜症診療の目的である早期の診断・治療が可能となりつつある. 本稿では糖尿病網膜症診療における画像検査について眼底撮影装置・OCT・OCTA を中心に最新の知見を交え解説する.

眼底撮影装置

1. 眼底写真による糖尿病網膜症の評価

糖尿病網膜症は血糖コントロールが不良であれば, 経時的に進行する疾患である. 眼底所見を記録し, 診察者以外とも情報を共有するために眼底撮影装置が用いられる. 1920 年代に撮像画角が約 20°の眼底カメラが初めて市販され, 1970 年代には無散瞳で画角 45°の眼底が撮影できるようになった. 眼底撮影装置は臨床の場で汎用されるようになったが, 糖尿病網膜症の病変は広く眼底に分布するため, 1 回の撮像画角が狭い眼底写真で は全体の病態を評価することが困難であった. この問題を解決するために Early Treatment Diabetic Retinopathy Study(ETDRS)では, プロトコールで定められた 7 つの領域の眼底写真(画角 30°)を合成した所見から糖尿病網膜症の特徴を多段階に評価する DR severity scale により病態を評価した[2]. その後, この ETDRS 7-field を用いた DR severity scale は現在に至るまで, 多くの疫学研究や臨床試験で用いられている[3)4].

2. 糖尿病網膜症診療における広角眼底撮影装置の進歩

ETDRS 7-field は疫学研究や臨床試験では有用であるが, 検査に時間がかかるため臨床の場での実用性は低かった. このような状況のなか, 無散

---

* Takao HIRANO, 〒390-8621 松本市旭 3-1-1 信州大学医学部眼科学教室, 准教授

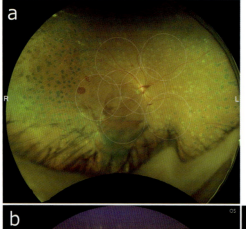
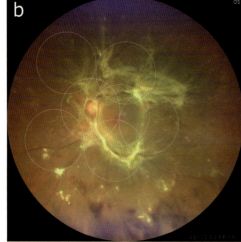
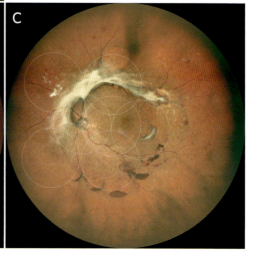

図 1．
広角眼底撮影装置3機種による増殖糖尿病網膜症
　a：Optos(ニコンソリューションズ社)，b：CLARUS(カールツァイスメディテック社)，c：Mirante(ニデック社)を用いた1回の撮影による増殖糖尿病網膜症の眼底写真．機種ごとに色調や撮像範囲は異なるが，すべての機種でETDRS 7-field(白円)を超える範囲の眼底写真を撮影できている．

瞳，1回の撮影で画角200°(既存の眼底撮影装置の撮像画角は瞳孔中心で計測されているが，この数値は眼内中心で表現されていることに注意が必要)の眼底写真を撮像可能な広角眼底撮影装置Optos(Optos社，現在はニコンソリューションズ社)が2011年に上市された．その後，より眼底の色調に近いトゥルーカラーで画角133°(眼内中心)を撮像可能なCLARUS(カールツァイスメディテック社)，専用のアダプターが必要だが最大で画角163°(眼内中心)の眼底写真を撮像可能でOCTやFAといったマルチモーダルイメージングを取得できるMirante(ニデック社)など，様々なタイプの広角眼底撮影装置が登場してきている[5](図1)．また，2024年に発売されたOptosの最新バージョン(California RGB)では撮影の際に今まで用いられてきた赤・緑波長に青波長が加わったことで，より実際の眼底の色調に近い眼底画像を取得できるようになった(図2)．このような広角眼底撮影装置の進歩が日常診療に有用であることは言うまでもないが，ETDRS 7-fieldの外側の病変(predominantly peripheral lesions：PPL)が存在する症例は，PPLが存在しない症例と比較してベースラインの糖尿病網膜症の重症度やHbA1c値とは無関係に4年間で有意に糖尿病網膜症の進行を認めるなど，研究分野でも新たな知見が報告されている[6]．

OCT

1．OCTを用いたDMEの分類

　DMEのOCT断層像は，Otaniらが初期のOCTを用いて分類した嚢胞様黄斑浮腫(cystoid macular edema：CME)・漿液性網膜剝離(serous retinal detachment：SRD)・網膜膨化(sponge-like retinal swelling)の3つの基本型の組み合わせで考えると理解しやすい[7](図3)．CMEはOCT断層像で中心小窩と，その周囲に網膜実質との境界鮮明な嚢胞様の低反射領域として描出される．病理組織ではCMEは主に外網状層にあり，中心小

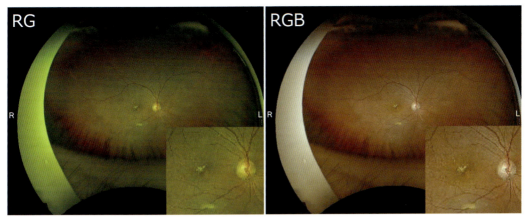

図 2. 非増殖糖尿病の Optos California RG と RGB の比較
Optos California RG, RGB ともに広範囲に眼底が描出されているが, 黄斑を拡大した画像(右下)では硬性白斑や軟性白斑の色調が異なってみえる. RGB のほうが日常診療の眼底観察の色調に近い.

窩では比較的大きな CME が内境界膜に接するように存在することが多い. このような症例では, FA で CME に隣接した漏出を伴う毛細血管瘤が確認されることが多い. SRD は OCT 断層像で剝離した神経網膜と網膜色素上皮に囲まれた低反射領域として描出される. SRD は黄斑部から離れた病変に合併することが多いため見逃さないよう注意が必要である. 網膜膨化は糖尿病網膜症以外に網膜静脈閉塞症などの網膜血管病変や黄斑前膜でもみられる変化である. DME で認められる網膜膨化では薄い黄斑前膜を伴っていることが多く, 抗血管内皮増殖因子(vascular endothelial growth factor：VEGF)療法に治療抵抗性を示すことが知られている[8]. また, 小さな CME と網膜膨化を明確に別することが困難なことから, 近年の抗VEGF 薬の治験では黄斑上膜を伴う DME は登録できず, CME と網膜膨化が含まれる網膜内液(intraretinal fluid：IRF)と SRD とほぼ同義の網膜下液(subretinal fluid：SRF)に単純に分類され, 治療反応性などが評価されるようになってきている[3)4)].

OCT の利点としては非侵襲的に網膜構造を観察できるだけではなく, 中心網膜厚(central macular thickness：CMT)を定量的に測定できることが挙げられる. DME の分類には前述した断層像による分類以外に, 浮腫が中心窩を含むかどうかで"中心窩を含む DME"(center-involving DME)と"中心窩を含まない DME"(non-center-

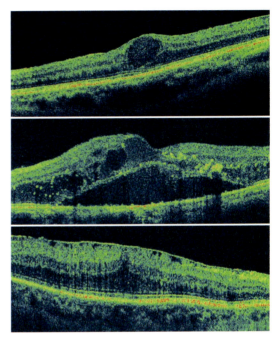

a
b
c

図 3. OCT 断層像による DME の分類
a：囊胞様黄斑浮腫
(cystoid macular edema：CME)
b：漿液性網膜剝離
(serous retinal detachment：SRD)
c：網膜膨化
(sponge-like retinal swelling)

involving DME)に分ける方法が広く用いられている. 中心窩を含む DME は, 従来のような眼科医の主観ではなく, 中心窩を中心とする直径 1 mm 円内の平均 CMT が基準値以上であることをもって診断される. 各薬剤の第 3 相試験では平均 CMT で一定の基準値が設定され(試験ごとに異

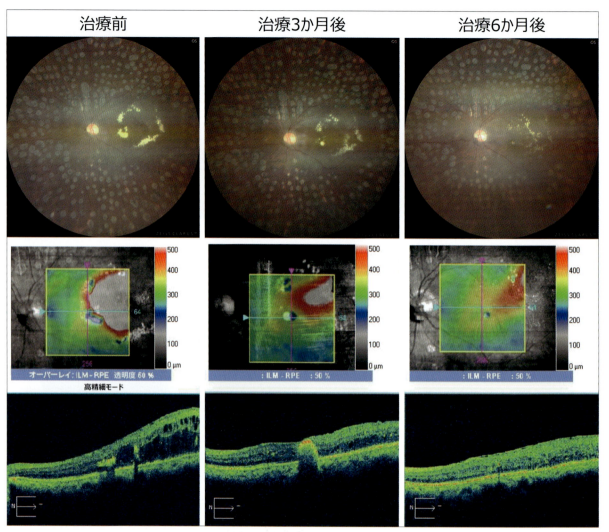

図 4. 中心窩を含まない DME

治療前, 矯正視力 0.7, CMT 276 μm と浮腫は中心窩を含まない. 眼底写真・OCT では輪状の硬性白斑を伴う中心窩にせまる CSME(中心窩を含まない DME)を認める. 硬性白斑内の毛細血管瘤に対して直接網膜光凝固施行. 抗 VEGF 療法のような即効性はないが, 治療 3 か月後・6 か月後と徐々に硬性白斑と浮腫が軽減していることが確認できる.

なるがおおよそ 300～325 μm 程度), 中心窩を含む DME と定義され, 研究への登録条件や再投与基準に用いられる. 臨床の場でもこれらの値が抗 VEGF 療法適応の目安となる. 中心窩を含まない DME には, ETDRS が呼称した"視力をおびやかす糖尿病黄斑浮腫"(clinical significant macular edema:CSME)が含まれる. CSME に対する毛細血管瘤直接凝固と無灌流領域に対するグリッド凝固が, 視力低下のリスクを 50% 軽減させたと報告されている[9]. これを受け, 中心窩を含まない DME に対しては抗 VEGF 療法ではレーザー治療が推奨されている[10] (図 4). OCT 断層像のみで判断するのではなく, 多くの OCT 機器で撮影可能な網膜厚カラーマップを用いて中心窩を含まない DME を診断することが重要となる.

2. OCT を用いた DME に対する抗 VEGF 療法の治療効果予測

近年, DME に対しては抗 VEGF 療法が第一選択されることが多い[10]. だが, 実臨床においては抗 VEGF 療法に対して治療抵抗性を認めたり, 良好な治療効果が得られない症例も散見される. 抗 VEGF 療法を行う前に治療効果を予測することは

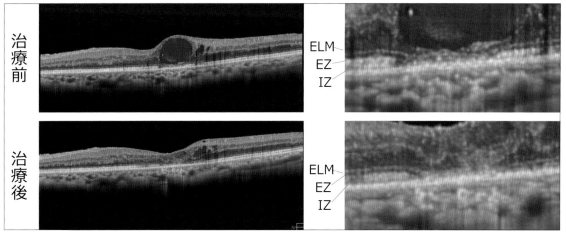

図 5. DME に対する抗 VEGF 療法前後の OCT 断層像
治療前，矯正視力 0.5，CMT 463 μm と DME による視力低下を認めたため抗 VEGF 療法施行．治療後，CMT 303 μm と DME の改善を認めるも矯正視力 0.4 と視力の改善は認めない．網膜外層の拡大画像では治療前から CME に圧排され ELM，EZ，IZ が途絶・消失している．

不要な治療を避け，良好な医師患者関係を築くうえでも重要となる．中心窩を含む DME196 例に対する抗 VEGF 療法の後ろ向きの検討では，治療前の OCT における disorganisation of retinal inner layers(DRIL)や，hyper-reflective foci の存在，external limiting membrane(ELM)，ellipsoid zone(EZ)，cone outer segment tip(COST)の障害が視力不良のバイオマーカーであることが報告されている[11]．DRIL は網膜内層の層構造の消失や乱れで，中心窩 1 mm 以内に DRIL が存在する DME 症例では視力が不良であることが報告されている[12]．Hyper-reflective foci は OCT 断層像で硬性白斑部位を観察した際に認められる高反射粒子状病変の集簇で，脂質を取り込んだマクロファージ，もしくは硬性白斑の前駆体となる漏出したリポ蛋白と考えられている[13]．ELM は外境界膜と呼ばれ，Muller 細胞の先端が視細胞内節の周囲を取り囲んでいる高反射ライン，EZ は視細胞内節のミトコンドリアが豊富な部分の高反射ラインで，かつては視細胞内節外節接合部(IS/OS)と呼称されていた．COST(現在は interdigitation zone:IZ と表現される[14])は錐体外節先端部で錐体外節の先端と，cone sheath(RPE の微絨毛)の結合部と考えられている．OCT 断像像におけるこの 3 本(ELM，EZ，IZ)の高反射の途絶や消失は視細胞障害を示唆する．DME に対して抗VEGF 療法を行う際は，これらの所見を確認することで治療効果を予測することができる(図 5)．

3．OCT の最新の話題

ここまで述べてきたように OCT は DME 診療において有益であるが，画像を得るためには患者が OCT のある医療機関に来院し，OCT 機器に移乗して検査を行わなくてはならない．そのため，近くに OCT がある医療機関がない患者や，全身状態が悪く OCT 機器の前に移乗できない患者では OCT 撮影が行えず，精度の高い DME 診療を行えないという問題があった．近年では，これらの問題を解決するような機器が登場しつつある．プロトタイプだが，患者が自分自身で OCT を撮影する self-examination low-cost full-field OCT(SELFF-OCT)を用いた研究では年齢や視力に関係なく，DME 患者を含めトレーニングを受けた患者の 77％で臨床において使用可能なレベルの OCT 画像を取得可能であった[15]．また，OCT 機器自体を持ち運ぶことが可能な portable OCT の開発も進んでいる．ACT 100(NEITZ 社)は本体とプローベを合わせてもおおよそ 4 kg と軽量で，モニターとともにキャリケースに入れて持ち運ぶことができる(図 6)．正常眼において測定再現性が高く，CMT 測定も可能で既存の OCT による測定値とよく相関することが報告されている[16]．同様の報告が DME についてもなされており[17]，今

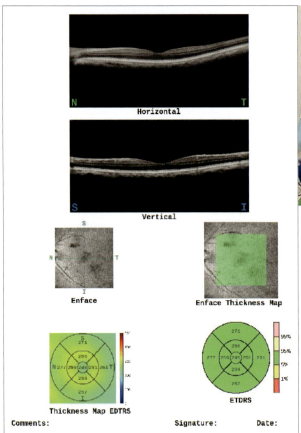
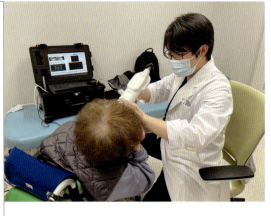

図 6.
Portable OCT 撮影の様子
視力低下を主訴に受診(89 歳, 女性). 黄斑疾患除外のため既存の OCT での検査を試みるも移乗できないため撮影不能. Portable OCT(ACT 100, NEITZ 社)では撮影可能で, 黄斑部に異常がないことが確認された.

後, これらの機器を用い DME 診療が期待される.

OCTA

1. 糖尿病網膜症診療における OCTA の有用性

OCT 信号の位相差を利用し, 非侵襲的に網脈絡膜血管を描出可能な OCTA は本邦で 2018 年 4 月に保険収載され, 日常診療でも使用される機会が増えてきている. 糖尿病網膜症診療において, 非増殖糖尿病網膜症から増殖糖尿病網膜症への進展防止または増殖糖尿病網膜症における増殖性変化の抑制のために汎網膜光凝固(panretinal photocoagulation:PRP)が行われる. PRP は, FA で広範囲な無灌流領域や新生血管の有無を確認して決定されることが多い. しかし, 造影剤に対するアレルギー歴や全身状態によっては FA が実施できず診断に苦慮し, 治療のタイミングを逃す可能性もある. 一方, OCTA は造影剤を使用しないため非侵襲的に頻回に検査が可能という有用性がある. 初期の OCTA は糖尿病網膜症診療において有用であるものの, 撮像範囲が狭いことが問題であった. しかし, 前述した眼底撮影装置と同様に, 近年 OCTA の撮像範囲も拡大し, 糖尿病網膜症診療における実用性は高まってきている. 中でも, スウェプトソース OCT の 1 つである OCT-S1(キヤノン社)は 1 回の検査で最大 23×20 mm の広角 OCTA 画像を取得可能である(図7). この機器で撮影した黄斑中心と視神経乳頭中心の 2 枚の OCTA 画像を組み合わせることで, 増殖糖尿病網膜症のすべての新生血管を描出可能であることが報告されている[18]. また, 網膜を層別に評価可能という OCTA の利点を生かし, 新たな知見も報告されてきている. 糖尿病網膜症では浅層・深層の血管密度低下が視力低下と有意に相関し, 特に深層の中心窩無血管帯(foveal avascular zone:FAZ)の拡大は視力低下と強い相関を示すことが明らかにされた[19]. さらに, DME に対する抗 VEGF 療法に対して反応良好群では, 良好群と

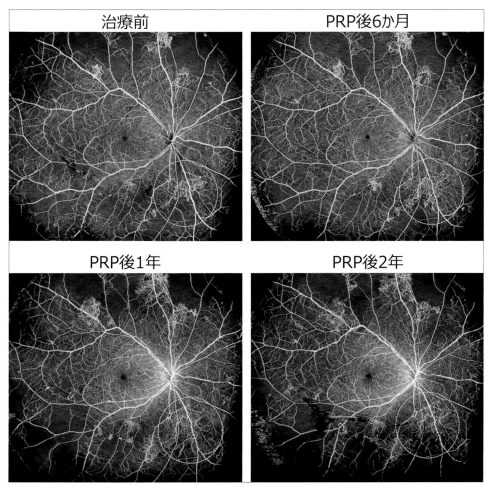

図 7. 増殖糖尿病網膜症に対する PRP 後の広角 OCTA の経時的変化
OCT-S1(キヤノン社)による 23×20 mm の広角 OCTA 画像にて 4 象限にわたる無灌流領域と新生血管を複数認めたため,PRP 施行.新生血管構造は残存するが,経時的に新生血管(黄円)内の血管密度が減少し,活動性が低下していると考えられる.

比較して網膜深層の OCTA において毛細血管瘤が多く,血管密度が低く,FAZ が有意に大きいことが報告されている[20].ただし,この特性には注意も必要である.増殖糖尿病網膜症の新生血管は網膜の表層血管から内境界膜(internal limiting membrane:ILM)を穿破し,後部硝子体へと進展する.そのため,網膜のみの slab に対応した OCTA では新生血管を見逃してしまう可能性がある.ILM から 100 μm 程度前方を含めた slab の OCTA を用いることで,より正確に新生血管を評価することができる.

2.OCTA の最新の話題

非侵襲的,層別に解析可能といった利点を生かし,臨床でも研究でも存在感が増している OCTA ではあるが,その特性上,毛細血管瘤や新生血管など血管からの漏出を描出する点において,FA よりも劣るため注意が必要である[21](図 8).我々のグループは糖尿病網膜症 43 眼の FA 静止画と動画から 19,648 枚の教師データを作成し,AI 技術を用いることで OCTA 画像から,FA 様の画像(OCTA-AI 推論 FA)の作成を試みた[22](図 9).結果,OCTA-AI 推論 FA は OCTA 画像よりも毛細血管瘤や血管からの漏出をより多く同定し,FA との structural similarity index(画像の類似度をあらわす指標)が 0.91 と高い類似性を示した.今後,より定量的な評価などが必要だが OCTA-AI 推論 FA は OCTA の弱点を補うことで,糖尿病網膜症診療に貢献することが期待される.

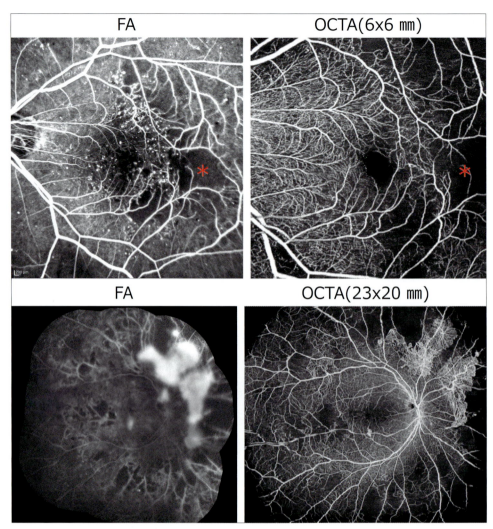

図 8. FA と OCTA の比較(毛細血管瘤, 新生血管)
FA と OCTA(6×6 mm)で無灌流領域(赤アスタリスク)が同様に確認できる. 一方, FA で多数の毛細血管瘤を認めるが, OCTA で確認できる毛細血管瘤は明らかに少ない. FA では鼻側から上方に旺盛な蛍光漏出を認め, 新生血管と考えられる. 一方, OCTA (23×20 mm)では同部位に漏出は認めないが, 新生血管の詳細な構造を確認できる.

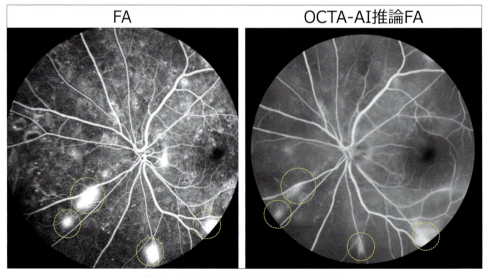

図 9. FA と OCTA-AI 推論 FA の比較
FA で描出された新生血管(黄円)からの蛍光漏出と同じ部位に, OCTA-AI 推論 FA では高輝度所見を認める.

文　献

1) 日本糖尿病眼学会診療ガイドライン委員会：糖尿病網膜症診療ガイドライン（第1版）．日眼会誌，**124**：955-981，2020.

2) Fundus photographic risk factors for progression of diabetic retinopathy. ETDRS report number 12. Early Treatment Diabetic Retinopathy Study Research Group. Ophthalmology, **98**(5)：823-833, 1991.

3) Wong TY, Haskova Z, Asik K, et al；YOSEMITE and RHINE Investigators：Faricimab Treat-and-Extend for Diabetic Macular Edema：Two-Year Results from the Randomized Phase 3 YOSEMITE and RHINE Trials. Ophthalmology, **131**(6)：708-723, 2024.

4) Wykoff CC, Garweg JG, Regillo C, et al：KESTREL and KITE Phase 3 Studies：100-Week Results With Brolucizumab in Patients With Diabetic Macular Edema. Am J Ophthalmol, **260**：70-83, 2024.

5) 平野隆雄：増殖糖尿病網膜症の最新イメージング．日本の眼科，**94**(10)：1344-1345，2023.

6) Silva PS, Cavallerano JD, Haddad NM, et al：Peripheral Lesions Identified on Ultrawide Field Imaging Predict Increased Risk of Diabetic Retinopathy Progression over 4 Years. Ophthalmology, **122**(5)：949-956, 2015.

7) Otani T, Kishi S, Maruyama Y：Patterns of diabetic macular edema with optical coherence tomography. Am J Ophthalmol, **127**(6)：688-693, 1999.

8) Namba R, Kaneko H, Suzumura A, et al：In Vitro Epiretinal Membrane Model and Antibody Permeability：Relationship With Anti-VEGF Resistance in Diabetic Macular Edema. Invest Ophthalmol Vis Sci, **60**(8)：2942-2949, 2019.

9) Photocoagulation for diabetic macular edema. Early Treatment Diabetic Retinopathy Study report number 1. Early Treatment Diabetic Retinopathy Study research group. Arch Ophthalmol, **103**：1796-1806, 1985.

10) Yoshida S, Murakami T, Nozaki M, et al：Review of clinical studies and recommendation for a therapeutic flow chart for diabetic macular edema. Graefes Arch Clin Exp Ophthalmol, **259**(4)：815-836, 2021.

11) Szeto SK, Hui VWK, Tang FY, et al：OCT-based biomarkers for predicting treatment response in eyes with centre-involved diabetic macular oedema treated with anti-VEGF injections：a real-life retina clinic-based study. Br J Ophthalmol, **107**(4)：525-533, 2021.

12) Sun JK, Lin MM, Lammer J, et al：Disorganization of the retinal inner layers as a predictor of visual acuity in eyes with center-involved diabetic macular edema. JAMA Ophthalmol, **132**(11)：1309-1316, 2014.

13) Bolz M, Schmidt-Erfurth U, Deak G, et al；Diabetic Retinopathy Research Group Vienna：Optical coherence tomographic hyperreflective foci：a morphologic sign of lipid extravasation in diabetic macular edema. Ophthalmology, **116**(5)：914-920, 2009.

14) Staurenghi G, Sadda S, Chakravarthy U, et al：International Nomenclature for Optical Coherence Tomography(IN・OCT) Panel. Proposed lexicon for anatomic landmarks in normal posterior segment spectral-domain optical coherence tomography：the IN・OCT consensus. Ophthalmology, **121**(8)：1572-1578, 2014.
Summary 　OCT 画像用語のコンセンサスを定義するために網膜画像の専門知識を有する国際パネルが協議を行い，OCT の画像用語の標準化を行った．OCT 画像を用いた発表・論文作成の際は必読の論文．

15) von der Burchard C, Moltmann M, Tode J, et al：Self-examination low-cost full-field OCT (SELFF-OCT) for patients with various macular diseases. Graefes Arch Clin Exp Ophthalmol, **259**(6)：1503-1511, 2021.

16) Nakamura M, Hirano T, Chiku Y, et al：Reproducibility of Portable OCT and Comparison with Conventional OCT. Diagnostics, **14**(13)：1320, 2024.

17) Chiku Y, Hirano T, Nakamura M, et al：Investigation of the Reproducibility of Portable Optical Coherence Tomography in Diabetic Macular Edema. Pharmaceuticals, **17**(10)：1357, 2024.

18) Hirano T, Hoshiyama K, Takahashi Y, et al：Wide-field swept-source OCT angiography (23×20 mm) for detecting retinal neovascularization in eyes with proliferative diabetic retinopathy. Graefes Arch Clin Exp Ophthalmol,

$261(2) : 339$-344, 2023.

19) Samara WA, Shahlaee A, Adam MK, et al : Quantification of Diabetic Macular Ischemia Using Optical Coherence Tomography Angiography and Its Relationship with Visual Acuity. Ophthalmology, **124**(2) : 235-244, 2017.

20) Lee J, Moon BG, Cho AR, et al : Optical Coherence Tomography Angiography of DME and Its Association with Anti-VEGF Treatment Response. Ophthalmology, **123**(11) : 2368-2375, 2016.

21) Miwa Y, Murakami T, Suzuma K, et al : Relationship between Functional and Structural Changes in Diabetic Vessels in Optical Coherence Tomography Angiography. Sci Rep, **28**(6) : 29064, 2016.

22) Murata T, Hirano T, Mizobe H, et al : OCT-angiography based artificial intelligence-inferred fluorescein angiography for leakage detection in retina [Invited] . Biomed Opt Express, **14**(11) : 5851-5860, 2023.
Summary OCTA から FA を教師データとして OCTA-AI 推論 FA を作成した今後の OCTA 研究 のブレークスルーとなる可能性がある論文.

特集/眼科医が知っておくべき糖尿病網膜症診療ストラテジー

Ⅲ. 検 査

糖尿病網膜症における眼循環検査

花栗潤哉*

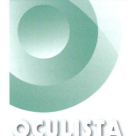

Key Words: 広角光干渉断層血管撮影(OCT angiography：OCTA)，糖尿病性黄斑虚血(diabetic macular ischemia：DMI)，Suspended Scattering Particles in Motion(SSPiM)，レーザースペックルフローグラフィ(Laser Speckle Flowgraphy：LSFG)，網膜神経-血管連関(neurovascular coupling：NVC)

Abstract：糖尿病の網膜細小血管合併症の1つである糖尿病網膜症の病態に眼循環障害が密接に関与していることは周知の事実である．眼循環測定法として従来の蛍光眼底造影検査は近年の眼底カメラの技術進歩に伴い広角での撮影が一般的となった．さらに光干渉断層血管撮影により非侵襲的に網膜層別に3次元的な情報が得られるようになり，その特徴を基にした新たな所見の発見やその臨床的意義に向けた今後の発展が期待される．加えてレーザースペックルフローグラフィによる非侵襲的・定量的な眼血流測定の実現により，糖尿病網膜症の病態をより多角的に捉えることが可能となった．網膜血流の変動性を利用し，筆者らの動物実験においては，網膜神経-血管連関の指標と考えられているフリッカー刺激による網膜血流反応を評価することで，糖尿病網膜症診療の予防的新規治療を非侵襲的に行う可能性も見出している．

はじめに

糖尿病網膜症は糖尿病性腎症や神経症と並ぶ糖尿病細小血管症の1つである．長期にわたる糖尿病の罹患に伴い持続する高血糖により，網膜血管透過性の亢進を主体とした初期段階からやがて網膜微小血管の閉塞による虚血に至り，さらに血管内皮増殖因子(vascular endothelial growth factor：VEGF)の増殖による新生血管の発生へと病期が進行し，失明をきたしうる重篤な病態に至る．

糖尿病網膜症診療ガイドライン第1版にも記載されているように，糖尿病網膜症診療の最大の目的は，「早期に診断し適切な治療を適切な時期に行うことでquality of vision(QOV)ひいてはquality of life(QOL)を維持すること」である．このことからも微小血管障害に起因する糖尿病網膜症診療において，早期から眼循環に着目することはとても重要であることがわかる．

カラー眼底写真では網膜血管走行異常に加え，点状出血やしみ状出血などの赤血球の漏出が赤色調にて観察され，血管からの脂質漏出による硬性白斑や虚血を示唆する軟性白斑など，網膜の比較的太い血管における循環異常，さらには新生血管に伴う硝子体出血や線維血管膜による牽引性網膜剝離などを明確に視認することが可能である．

一方でカラー眼底写真では把握できない毛細血管障害を捉える眼循環検査として，フルオレセイン蛍光眼底造影(fluorescein angiography：FA)が汎用されており，血液網膜関門(blood-retinal barrier：BRB)の破綻などによる血管透過性亢進を，蛍光色素の漏出により評価することが可能となった．このことは糖尿病網膜症と同じく視機能障害に大きな影響をもたらす糖尿病黄斑浮腫の診

---

* Junya HANAGURI, 〒173-8610 東京都板橋区大谷口上町30-1 日本大学医学部附属板橋病院眼科学教室，助教

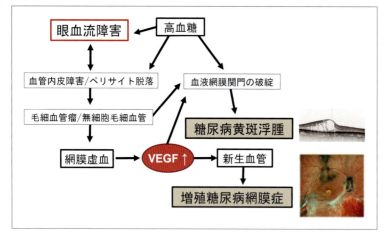

図 1.
糖尿病網膜症・黄斑浮腫の病態
持続する高血糖により眼血流障害が生じる.高血糖は血管内皮細胞やペリサイトの脱落を引き起こす.このことがさらなる眼血流障害を呈し,毛細血管瘤や無細胞毛細血管を介し網膜虚血に至り,VEGFの増殖から糖尿病黄斑浮腫や増殖糖尿病網膜症の発症へと進展する.病態の上流である眼循環障害を早くから評価することは,これらの診療において重要である. (筆者作成)

療においても,その病態把握に重要な意味をもたらした.

近年,従来の光干渉断層計(optical coherence tomography:OCT)技術を応用し造影剤を必要としない網膜血管造影検査機器としてOCTアンギオグラフィー(OCTA)が臨床導入され,非侵襲的に血管の3次元構造を視認できるようになった.さらには網膜を含む眼循環の定量的評価を可能とした検査機器も保険収載され,糖尿病網膜症・黄斑浮腫の新たな診療に対する期待が高まっている.

糖尿病網膜症および糖尿病黄斑浮腫診療における眼循環測定の有用性

糖尿病網膜症・黄斑浮腫の病態にはVEGFを中心としたサイトカイン,慢性炎症,酸化ストレスなど様々な因子が関与し,先述の通り慢性高血糖による眼循環障害が早い段階から引き起こされる.そして眼循環障害が長期にわたることで徐々に悪循環を呈し,病態が進行する.眼循環測定により病態を詳細に早期から捉えることは,糖尿病網膜症・黄斑浮腫に対する適切な診療に重要な役割をもたらす(図1).

1.定性的眼循環測定法

本稿では現在の代表的な定性的眼循環測定法としてFAおよびOCTAを中心に述べさせていただく.

1)フルオレセイン蛍光眼底造影(fluorescein angiography:FA)

網膜血管を毛細血管レベルで評価できるFAは,血管構築の観察にとどまらず網膜血管壁のバリア機能の指標としても有用である.造影剤として用いるフルオレセインNaは低分子であることからBRBの破綻により容易に漏出する.

またカラー眼底写真で網膜静脈の数珠状変化や網膜内細小血管異常などの血管異常が確認された部位の近傍をFAで観察すると,高確率で網膜毛細血管の閉塞による無灌流領域(nonperfusion area:NPA)が検出される.このNPAの検出により網膜の虚血性変化の部位や程度を知ることができ,汎網膜光凝固術などの治療介入の適切な時期を見極めることで網膜症の進展を予防する重要な役割を果たす.また新生血管による旺盛な蛍光漏出を観察することから糖尿病網膜症における病状のレベルを詳細に捉えることが可能である.

FAは専用の眼底カメラを用いて撮影されるが,近年では広角眼底カメラの普及に伴い周辺部網膜まで1枚の写真として高解像度での撮影が可能となった.周辺部網膜の虚血性変化は網膜症の重症度と相関しており[1],広角でのFA撮影は網膜症の進展リスクの評価に大きな恩恵をもたらしている.

糖尿病黄斑浮腫においても毛細血管瘤(MA)やBRBの破綻などによる血管透過性亢進が病態の主体と考えられるが,その治療において近年では特にびまん性浮腫や中心窩に及んだ浮腫に対しては抗VEGF薬の硝子体内注射が第一選択となっている.しかしながら治療抵抗例も多く,ステロイド局所投与や局所網膜光凝固,硝子体手術など集学的治療が必要となることも珍しくない.これらの治療方針の決定においてもFAによる浮腫の

分類や漏出の有無の判定は重要となる．

これらのことから FA は，微小血管障害が病態の主座である糖尿病網膜症・黄斑浮腫診療において現在も重要な役割を担う．

一方で FA は造影剤を用いる侵襲的検査であり，腎機能障害を有する患者への使用に対する懸念や，嘔吐，蕁麻疹などのアレルギー反応，さらに非常に稀ではあるが造影剤によるショックなどの重篤なリスクを伴う可能性を常に念頭に置かなければならない．

2）光干渉断層血管撮影(OCT angiography：OCTA)

先述の FA による欠点を改善すべく，造影剤を用いずに網脈絡膜の微小血管構造の画像化による眼循環の定性的測定を可能とした OCTA が 2018 年から保険収載された．

言わずもがな，OCT は日常診療において従来より糖尿病網膜症・黄斑浮腫を含む網膜疾患の検査における主軸となっているが，その技術を応用した OCTA は瞬く間に広く臨床導入された．

a）OCTA の原理

OCTA は高速で撮影した同一部位の OCT における複数画像の差(motion contrast)を利用した検査機器である．これにより組織などの OCT 信号のない部分を除去し，動きのある血流などの OCT 信号が変化する部分のみを抽出する．OCT 信号には振幅と位相の情報が含まれており，OCTA の血流信号(angio flow)はこれらを用いて計算される．OCT と同様に en face での画像表示が可能であり，血流信号を元に構築された血管構造が網膜層別に 3 次元で描出される．

b）OCTA の有用性

OCTA は 1 分以内の撮影時間で非侵襲的に簡便に撮影することができる．さらに近年では無散瞳での広角撮影をも可能とする機器が開発されている(図 2)．広角 OCTA は一度の撮影で網膜周辺領域までの血管異常，特に無灌流領域の検出に有用である．また内側境界膜側の画像を供覧することで新生血管を視認することも可能である．

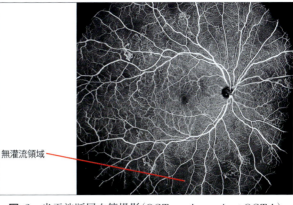

図 2． 光干渉断層血管撮影(OCT angiography：OCTA)
広角 OCTA は一度の撮影で周辺領域までの血管異常，特に無灌流領域の検出に有用である．また内側境界膜側の画像を供覧することで，新生血管を視認することも可能である．
(キヤノンメドテックサプライ株式会社公式 HP より引用したものを改変)

さらに OCTA で MA を表層から深層まで 3 次元的に観察すると，FA では描出されなかった MA まで捉えることができたという報告があり[2]，MA の検出にも優れている．しかし一方で，OCTA における MA の検出率は FA の約 60％程度しかないという報告もある[3]．さらに OCTA には，血管漏出が捉えられないことやアーチファクトが存在することなどの欠点もある．そのため，FA と OCTA の両者を組み合わせて評価することが現在の診療においても重要であると考えられる．

上述した欠点はあれども，OCTA がとても有用な検査であることは疑いようがない．OCTA 画像において，筆者が特に注目している所見について簡単に述べさせていただく．

(i) 糖尿病性黄斑虚血(diabetic macular ischemia：DMI)

DMI は，中心窩無血管域(foveal avascular zone：FAZ)の拡大と形態の不規則性により示される病態である．DMI の評価においては，FA よりも OCTA のほうがより実用的であると考えられている．AI の深層学習アルゴリズムを用いた近年の報告では，OCTA でみられる表層・深層毛細血管叢の DMI が，糖尿病網膜症・黄斑浮腫の進行や視力低下と関連していた[4]．DMI の分子メカニズムや臨床的意義はまだ明らかではないが，

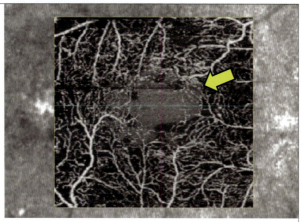

図 3.
Suspended Scattering Particles in Motion（SSPiM）
囊胞腔を認める糖尿病黄斑浮腫患者のOCTA画像を撮影すると，一部の患者において本来は血管信号が描出されないはずのFAZの囊胞内に，血管領域とも非血管領域とも信号強度が異なる境界明瞭な淡い灰色の色相がみられることがある（矢印）．
（筆者作成）

糖尿病網膜症進行および視力予後の予測因子となりうる重要な病態として，今後のさらなる知見が望まれる．

（ⅱ）Suspended Scattering Particles in Motion（SSPiM）

糖尿病黄斑浮腫には様々な種類が存在するが，囊胞様黄斑浮腫（cystoid macular edema：CME）タイプの糖尿病黄斑浮腫患者の一部において，OCTA画像で本来は血管信号が描出されないはずのFAZの囊胞内に，血管領域とも非血管領域とも信号強度が異なる境界明瞭な淡い灰色の色相がen face画像でみられ，Bスキャンでは同部位にangio flowが確認される．Kashaniらは，この所見をSSPiM[5]と命名した（図3）．現在のところSSPiMは，囊胞内の脂質やタンパクの分子によるブラウン運動を見ている所見ではないかと予想されているが，その病態は明らかでない．最新の報告では，このSSPiMはCMEを有する糖尿病黄斑浮腫の約35％にみられ，抗VEGF薬の硝子体内注射に対する治療反応が悪いことが示されている[6]．まだまだ謎に包まれたSSPiMの病態の解明に注目が集まる．

2．定量的眼循環測定法

造影剤を用いることなく眼血流を非侵襲的に数値化する検査機器として，以前はLaser Doppler Velocimeter（LDV）が使用されていた．LDVはレーザーのドップラー効果を応用することで，血流速度および血管の断面積に基づき計算された血流量を絶対値として測定できる機器である．特に群間での比較に優れ，これまでにLDVを用いた多くの眼循環の報告がなされてきたが，現在は販売中止となっており，それに代わる検査機器としてLaser Speckle Flowgraphy（LSFG）が臨床で汎用されている．また国外では最近Laser Speckle Contrast Imaging（LSCI）というLSFGに類似した非侵襲的・定量的な眼血流測定機器も開発されており，世界的に眼循環評価の重要性に注目が集まるなか，今後さらなる検査機器の発達および臨床応用への期待が高まる．本稿ではこれらのなかからLSFGについて取り上げ，ご紹介させていただく．

1）レーザースペックルフローグラフィ（Laser Speckle Flowgraphy：LSFG）

LSFGは，2008年に本邦で臨床検査機器として認証されたソフトケア社製の眼血流測定装置であり，眼血流の非接触的な解析を容易にする目的で開発された[7]．眼のみならず皮膚用の装置も開発されているが，眼科領域では糖尿病網膜症をはじめ動脈硬化性疾患に伴う網膜血流の変化や緑内障における視神経乳頭の血流分布測定など，臨床的

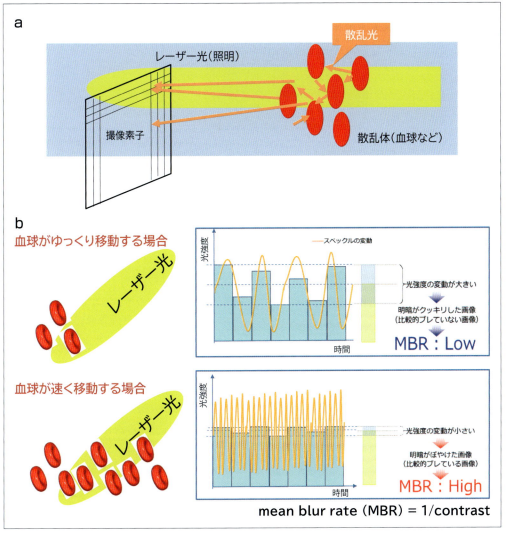

図 4. LSFG の原理
a：レーザー光を移動する散乱体(主に血球)に向けて照明すると，散乱体による散乱光が光路差の異なる情報をもって撮像素子に戻る．
b：血球の動きが遅い場合：撮像素子のシャッター時間内に入る血球数(＝スペックル数)が少なくなる．スペックル数が少ないため撮像素子から得られる光強度の変動が大きくなる．血球の動きが速い場合：撮像素子のシャッター時間内に入ってくるスペックル数が多くなる．スペックル数が多いため得られる光強度の変動が小さくなる．このように光強度の変動，すなわちコントラストの逆数が血流値 MBR として数値化される．
(ソフトケア有限会社より提供されたものを改変)

に幅広く汎用されている．

a) LSFG の原理

生体組織にレーザーを照射すると，移動する血球によりレーザー光が散乱される．その反射光の光路差によって，干渉パターンの位相が変化し光量ムラのあるランダムな模様(スペックルパターン)が形成される(図4-a)．このスペックルパターンのブレ(blurring)を数値化した MBR(mean blur rate)が血流速度の指標となる．血球の動きが遅い場合，一定のシャッター時間内に入る血球数(スペックル数)が少なくなるため光強度の変動が大きくなり，明暗のくっきりしたすなわちブレの少ない画像となり MBR は低値となる．反対に血球の動きが速い場合，一定のシャッター時間内

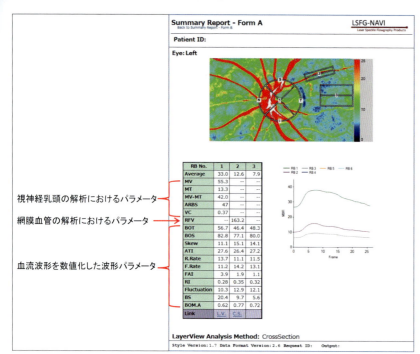

図 5.
LSFG 解析レポート
4秒間の測定で得られる約120枚の血流マップを重ね合わせ，MBR を疑似カラーに変換した合成マップが表示される(上段)．独自に設定したラバーバンド[RB](このサンプルでは RB1：視神経乳頭，RB2：網膜血管，RB3：脈絡膜)における各パラメータの数値がラバーバンドごとに表形式で表示される(下段左)．さらにラバーバンドごとの平均血流量が変動グラフとして表示される(下段右)．(ソフトケア有限会社より提供されたものを改変)

に入るスペックル数が多くなるため光強度の変動が小さくなり，明暗のはっきりしないブレの多い画像となり MBR は高値となる(図4-b)．1回の測定時間は約4秒である．この4秒間の心周期内に得られる眼血流マップを重ね合わせた画像が，カラーバーの定義に従い MBR 値の高い(血球速度の速い)部分を白〜赤に，MBR 値の低い(血球速度の遅い)部分を青〜黒に擬似的にカラーマップとして表示される(図5-上段)．例えば視神経乳頭や網脈絡膜など，画像上に独自にラバーバンド(解析対象の領域)を設定すると，その領域内における MBR の平均値をはじめとした様々な血流値が算出され，眼血流を評価することができる．

b）LSFG の各パラメータ

ラバーバンド内における血流データの代表的なパラメータを下記に示す(図5-下段)．

①Average：全体における MBR 値

②MV(mean vascular area)：血管領域における MBR 値(視神経乳頭の場合)

③MT(mean tissue area)：組織領域における組織血流の MBR 値(視神経乳頭の場合)

④RFV(relative flow volume)：網膜血管の相対的血流量

⑤BOT(blowout time)：一心拍中に高い血流が維持されている割合

⑥BOS(blowout score)：一心拍中に安定した血流が維持されている割合(血管抵抗の指標)

⑦Skew(skewness)：一心拍中の血流波形の偏りを数値化(体循環の指標)

⑧BS(beat strength)：一心拍中に血管内を吹き抜ける血流量(毛細血管網の拡張のしやすさの指標)

c）LSFG の有用性

LSFG には「非侵襲的に眼血流を数値化できる」という最大の利点がある．これらの相対値は同一患者における左右眼の比較に適している．また同一患者の同一部位における経時的な比較にも優れており，さらに変化率の算出などを介して複数の患者間(＝群間)における比較も可能である．これまでにも増殖糖尿病網膜症患者における網膜血流減少[8]，汎網膜光凝固術[9]や抗VEGF薬の硝子体内注射[10)11]の治療介入による視神経乳頭・網膜脈絡膜の血流低下など，LSFG を用いた多くの報告がなされている．

眼循環は眼灌流圧などの局所因子に加えて，交感神経活動状態や酸素・二酸化炭素分圧などの全身因子によっても常に影響され変動する．そのため眼循環を評価するうえで，網膜血流の一度の測

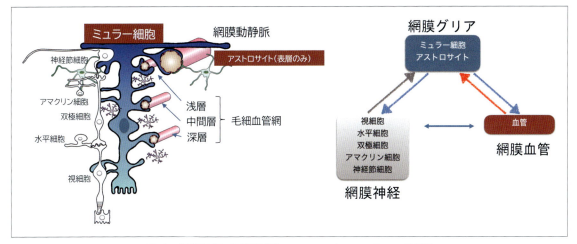

図 6. 網膜神経-血管連関(neurovascular coupling：NVC)
隣接する網膜神経，網膜グリア，網膜血管の機能的複合体である網膜 NVC は，網膜の恒常性に重要な役割を果たしており，糖尿病においてこれらは障害されることが知られている.

(筆者作成)

定のみでは正常・異常の判断が難しいという課題点がある．負荷試験下での眼血流測定は，この点を払拭した有用な方法である．

脳神経分野では，神経と血管に加えグリアを含めたユニットが脳内の恒常性を保つために重要であるという考えが古くから提唱されていた．この神経-血管連関(neurovascular coupling：NVC)の概念は，フリッカー刺激に対する神経活動亢進に伴うグリアを介した脳血流増加の現象として捉えられていた．

眼科分野では，Riva らが同様の現象を眼循環で報告[12]した以降から徐々に網膜 NVC にも注目が集まるようになった．この網膜 NVC は糖尿病で障害されることが知られている(図6)．筆者らはLSFG を小動物用に改良した LSFG-Micro(ソフトケア有限会社)を用いて 2 型糖尿病マウスの網膜血流を測定することで，フリッカー誘発血流反応が網膜症発症前の早期段階から障害されることを明らかにした[13]．さらに早期からの治療介入(SGLT2 阻害剤内服[14]，フェノフィブラート・ナノ粒子点眼[15]，サプリメント服用[16]，水素水飲水[17])による血流反応障害の改善効果も報告している．現在このフリッカー刺激は臨床でも用いられており，糖尿病網膜症を検眼鏡的な異常が現れる前の早期段階から低侵襲的に予防するという，理想の実現に向けた今後の発展が期待される．

おわりに

糖尿病網膜症・黄斑浮腫の病態には眼循環障害が深くかかわっている．眼循環検査として，これまで主流であった FA に加え，OCTA や LSFG といった侵襲のない定性的・定量的検査も汎用されている今，これらの検査を組み合わせて多角的に検証することによる詳細なメカニズムの解明や新たな治療戦略の開発を念願している．

文 献

1) Silva PS, Dela Cruz AJ, Ledesma MG, et al：Diabetic Retinopathy Severity and Peripheral Lesions Are Associated with Nonperfusion on Ultrawide Field Angiography. Ophthalmology, **122**(12)：2465-2472, 2015.
2) Ishibazawa A, Nagaoka T, Takahashi A, et al：Optical Coherence Tomography Angiography in Diabetic Retinopathy：A Prospective Pilot Study. Am J Ophthalmol, **160**(1)：35-44.e1, 2015.
3) Miwa Y, Murakami T, Suzuma K, et al：Relationship between functional and structural changes in diabetic vessels in optical coherence tomography angiography. Sci Rep, **6**：29064, 2016.
4) Yang D, Tang Z, Ran A, et al：Assessment of Parafoveal Diabetic Macular Ischemia on Optical Coherence Tomography Angiography Images to Predict Diabetic Retinal Disease Progression

and Visual Acuity Deterioration. JAMA Oph-
thalmol, 141(7)：641-649, 2023.
Summary 深層学習アルゴリズムを用いて，
OCTA 画像上の DMI の存在が糖尿病網膜症の進
行予測となりうる可能性を示した.

5) Kashani A, Green KM, Kwon J, et al：Suspended
Scattering Particles in Motion：A Novel Feature
of OCT Angiography in Exudative Maculopa-
thies. Ophthalmol Retina, 2(7)：694-702, 2018.
Summary OCTA 画像における SSPiM の所見を
報告した世界初の論文.

6) Genç G, Yanık Ö, Demirel S, et al：The longitu-
dinal follow-up of a newly proposed OCTA
imaging finding(SSPiM)and the importance of it
as a new biomarker for treatment response in
diabetic macular edema. Graefes Arch Clin Exp
Ophthalmol, 262(8)：2491-2502, 2024.

7) Sugiyama T, Araie M, Riva CE, et al：Use of
laser speckle flowgraphy in ocular blood flow
research. Acta Ophthalmol, 88(7)： 723-729,
2010.
Summary LSFGの原理や測定法など，網羅的に
詳細に記載されている総説で知識を深められる.

8) Ueno Y, Iwase T, Goto K, et al：Association of
changes of retinal vessels diameter with ocular
blood flow in eyes with diabetic retinopathy. Sci
Rep, 11：4653, 2021.

9) Iwase T, Kobayashi M, Yamamoto K, et al：
Effects of photocoagulation on ocular blood flow
in patients with severe non-proliferative dia-
betic retinopathy. PLoS One, 12(3)：e0174427,
2017.

10) Mizui T, Noma H, Yasuda K, et al：Intravitreal
ranibizumab reduced ocular blood flow and
aqueous cytokine levels and improved retinal
morphology in patients with diabetic macular

edema. Sci Rep, 10：21713, 2020.

11) Saima Y, Yokota H, Nagaoka T, et al：Effects of
switching from intravitreal injection of afliber-
cept to faricimab on ocular blood flow in
patients with diabetic macular edema. Sci Rep,
14(1)：13798, 2024.

12) Riva CE, Harino S, Shonat RD, et al：Flicker
evoked increase in optic nerve head blood flow
in anesthetized cats. Neurosci Lett, 128(2)：291-
296, 1991.

13) Hanaguri J, Yokota H, Nagaoka T, et al：Retinal
blood flow dysregulation precedes neural retinal
dysfunction in type 2 diabetic mice. Sci Rep,
11：18401, 2021.

14) Hanaguri J, Kushiyama A, Nagaoka T, et al：The
Effect of Sodium-Dependent Glucose Cotrans-
porter 2 Inhibitor Tofogliflozin on Neurovascu-
lar Coupling in the Retina in Type 2 Diabetic
Mice. Int J Mol Sci, 23(3)：1362, 2022.

15) Hanaguri J, Nagai N, Yokota H, et al：Fenofi-
brate Nano-Eyedrops Ameliorate Retinal Blood
Flow Dysregulation and Neurovascular Cou-
pling in Type 2 Diabetic Mice. Pharmaceutics,
14(2)：384, 2022.

16) Hanaguri J, Yokota H, Kushiyama A, et al：Ben-
eficial Effect of Long-Term Administration of
Supplement With Trapa Bispinosa Roxb. and
Lutein on Retinal Neurovascular Coupling in
Type 2 Diabetic Mice. Front Physiol, 13：
788034, 2022.

17) Sugiyama R, Hanaguri J, Nagaoka T, et al：Oral
Intake of Hydrogen Water Improves Retinal
Blood Flow Dysregulation in Response to
Flicker Stimulation and Systemic Hyperoxia in
Diabetic Mice. Transl Vis Sci Technol, 13(10)：
36, 2024.

特集/眼科医が知っておくべき糖尿病網膜症診療ストラテジー

III. 検 査

糖尿病網膜症における ERG 検査

加藤久美子*

Key Words: 網膜電図(electroretinogram：ERG)，フリッカ ERG, RETeval, 糖尿病網膜症(diabetic retinopathy：DR)

Abstract：網膜機能を評価することができる網膜電図(ERG)は，遺伝性網膜変性疾患の診断だけではなく，虚血性の眼疾患における網膜機能評価にも有用であることが知られている．近年米国の LKC 社から発売された手持ち式 ERG 装置 RETeval は，無散瞳下でも ERG を記録することができること，シール型の皮膚電極を採用しており，座位でも ERG を記録することができる画期的な装置である．この装置を用いたフリッカ ERG の記録は非常に容易かつ短時間で行うことができる．RETeval には糖尿病網膜症をスクリーニングすることができるプログラムが実装されており，糖尿病網膜症の早期診断や治療が必要な糖尿病網膜症の判定が可能である．本稿では RETeval を用いた糖尿病網膜症の診療の最適化について述べたい．

はじめに

糖尿病は，生活習慣や社会環境の変化に伴い，世界的に増加傾向にある疾患である．2021年に発表された IDF Diabetes Atlas 第 10 版によれば，全世界で糖尿病患者は 5 億 3,700 万人に達し，成人の約 10 人に 1 人が糖尿病を患っているとされる[1]．日本においても 2021 年時点で約 1,100 万人が糖尿病を患っており，これは世界第 9 位に相当する数値である．

糖尿病は，インスリンの代謝異常により，糖，脂質，たんぱく質などの代謝系全体に影響を与え，これが長期間続くことで網膜，腎臓，神経などの多くの臓器に障害をもたらす．特に眼科領域においては，糖尿病網膜症(diabetic retinopathy：DR)が発症し，適切に管理されない場合には視力を著しく低下させ，患者の生活の質(QOL)に深刻な影響を与える疾患である．

DR は，眼底における網膜血管の微小血管障害が主要な原因であり，自覚症状が現れる頃には，すでに進行していることが多い．そのため，糖尿病患者の視力を保つためには，早期発見が極めて重要であり，定期的な眼底検査が推奨されている．また，DR の進行を防ぐためには，血糖値，HbA1c，血圧，脂質管理などを徹底し，血糖コントロールを良好に保つことが求められる．

本稿では，DR における網膜電図(electroretinogram：ERG)の役割を中心に論じ，特に近年開発された手持ち型 ERG 装置「RETeval」を用いたスクリーニングの有用性について詳述する．DR の早期発見および治療方針の決定における ERG の重要性と今後の展望についても考察を行う．

ERG について

ERG は光刺激により網膜で発生する電位の変化を記録したものである．網膜全体の反応を記録する全視野 ERG と，網膜の多数の部位を同時に

---

* Kumiko KATO, 〒514-8507 津市江戸橋 2-174 三重大学大学院医学系研究科臨床医学系講座眼科学，講師

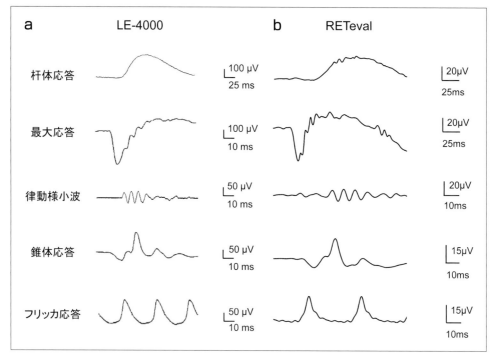

図 1. 従来型 ERG 装置 LE-4000 と手持ち式 ERG 装置 RETeval で記録した全視野 ERG
それぞれの波形の特徴は変わらないが,RETeval を用いて記録した波形の振幅は LE-4000 で記録した結果に比べて低いことがわかる.
a:コンタクトレンズ型電極を用いて従来型 ERG 装置 LE-4000 で記録した結果
b:皮膚電極を用いて RETeval で記録した結果

刺激し,網膜の各部位から発生する電位の変化を記録する多局所 ERG,そして黄斑部のみから記録する黄斑局所 ERG がある.DR の診断には全視野 ERG が通常用いられるので,本稿では全視野 ERG について説明する.

ERG の波形は,背景が明るい(明順応)か暗いか(暗順応),刺激光の強さ,色,刺激持続時間など,網膜を刺激する条件によって異なる.LE-4000(TOMEY)で記録した全視野 ERG の波形を示す(図 1-a).

1.杆体応答

十分に暗順応を行った後,弱い刺激(0.01 cd·s/m^2)を用いて記録する.最大応答を記録する際に用いる刺激の 1/300 と非常に弱い光であるため,錐体細胞は反応せず,杆体系の細胞のみを分離して記録した波形である.

2.フラッシュ最大応答

暗順応後に比較的強めの光刺激(3 cd·s/m^2 あるいは 10 cd·s/m^2)を用いて記録する.錐体系細胞と杆体系細胞の両方の反応を記録した波形である.

3.律動様小波

最大応答を記録する際に,記録する周波数帯域を 75 Hz から 300 Hz に設定すると,周波数の早い律動様小波のみを記録することができる.3 つの陽性波とそれに引き続き 4 つ目の小さな波が観察される.網膜内層や網膜血流を反映すると考えられている.

4.錐体応答

明順応を行い杆体系の細胞を十分に抑制して記録する.30 cd/m^2 の白色背景光を点灯させた状態で 3.0 cd·s/m^2 のフラッシュ刺激を照射して記録する.錐体細胞と双極細胞の機能を反映すると考えられている.

5.フリッカ応答

錐体細胞の応答だけを記録するため,杆体細胞は追従することができないような速い点滅光刺激を用いて記録する.この応答も 30 cd/m^2 の白色背景光を点灯させた状態で 3.0 cd·s/m^2 のフラッシュ刺激を照射して記録する.

これら全視野 ERG を記録する方法,それぞれ

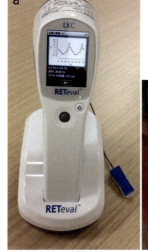
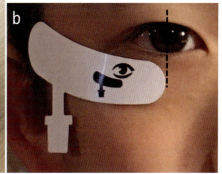

図 2.
手持ち式 ERG 装置 RETeval
　a：RETeval 本体．RETeval で記録した ERG は本体のモニタで確認することができる．コンピュータに接続して PDF ファイルで確認することもできる（図 3-b，4-b）．
　b：RETeval のシール型皮膚電極「センサーストリップ」の外袋には，センサーストリップの貼付方法が絵で示されている．写真は貼付方法に従い皮膚電極を貼付したところ

の波形がどのような機能異常を反映するかについては ISCEV Standard に詳述されているので参考にされたい[2]．

新しい ERG 装置 RETeval

ERG は，網膜の機能異常を評価する装置として非常に有用であるが，コンタクトレンズ型の電極を眼に挿入しなければいけないため，どちらかといえば侵襲性がある検査であり，気軽に行える検査ではなかった．近年，米国の LKC 社から発売された手持ち式 ERG 装置 RETeval は，皮膚電極を採用しており，小児から高齢者に至るまで手軽に ERG を記録することができる画期的な装置である（図 2-a）．RETeval の本体は 240 g と軽く，どこへでも持ち運んで記録することができる．センサーストリップと呼ばれるシール型の電極を下眼瞼縁から約 2 mm の場所に貼付し（図 2-b），RETeval 本体と接続するだけで ERG を記録することができる．この RETeval を用いて記録した ERG 波形を示す（図 1-b）．従来型 ERG 装置と同様の波形を記録することができることがわかる．我々は，従来型 ERG 装置で記録した波形と RETeval で記録した波形にどのような差があるか評価するために研究を行った．その結果，RETeval を用いて記録した ERG の潜時にはほぼ差がないが，皮膚電極を採用しているため振幅は約 1/4 の大きさになっていることがわかった．し

かしながら，振幅は一様に小さくなるため，ERG のそれぞれの波形が持つ特徴的な形は変わらない．さらに我々は，RETeval を用いて網膜変性疾患の患者から ERG を記録したところ，その疾患に特徴的な波形を従来型 ERG 装置と同様に記録することができた．以上より，新しい ERG 装置 RETeval は従来型の ERG と同様に眼科臨床において使用することができると考える．

DR と ERG 装置を用いた評価

DR は網膜血管の異常により発症する．進行すると出血や白斑が出現するため，DR のスクリーニングには眼底検査が用いられてきた．その一方で，DR が検眼鏡的に明らかになる前に，ERG に異常が検出されることが知られている．血糖コントロール不良な状態が長期にわたると，網膜血管に閉塞性病変が生じ，網膜内層が虚血になる．これにより ERG に異常が出現すると考えられている．また高血糖そのものが神経障害を引き起こすとも考えられている．DR の重症度と ERG との関係について述べた文献を調べてみると，図 1 で示した 5 つの波形に加え，パターン ERG，黄斑 ERG を用いたものなど多くの報告がある．ここでは律動様小波とフリッカ ERG について言及する．

1．律動様小波の異常

1960 年代，米村らは糖尿病患者から全視野 ERG を記録し，DR の患者の律動様小波は，健常

者コントロール群よりも統計学的に有意に小さくなることを世界で初めて報告した．そして，DRの病期が進行するに従い律動様小波の振幅は徐々に低下していくこと，また検眼鏡的に明らかな網膜症がない糖尿病患者においても，律動様小波は健常コントロール群よりも有意に低くなることを明らかにした[3]．

2．フリッカ応答の異常

1980年代になり，Bresnickらは糖尿病患者から様々な記録条件でERGを記録し，フリッカERGの潜時はDRの重症度と強く相関すること，つまりDRが重症になるに従い，潜時は遅延することを明らかにした[4]．

このように，ERGはDRのスクリーニングに有用であることがわかったが，従来型ERG装置を用いて眼科の日常診療でERGを記録することは容易ではなく，特に律動様小波を記録するためには十分な暗順応が必要で時間を要するため，実際に臨床現場においてスクリーニング目的でERGを用いるのは困難と考えられてきた．

DRと新しいERG装置RETevalによる評価

皮膚電極を用いたERG装置RETevalの登場により，眼科臨床で手軽にERGを記録することができるようになった．FukuoらはRETevalを用いて様々な病期のDRの患者から無散瞳下でフリッカERGを記録したところ，DRの重症度が上がるに従い，潜時は遅延し，振幅は低下することがわかった．また，フリッカERGの振幅と潜時を用いてROC解析を行い，フリッカERGの潜時はDRの診断と治療が必要なDRのスクリーニングに有用であることを報告した[5]．しかしながら，カットオフ値に関して確立したデータがなく，実際に眼科臨床でDRのスクリーニングとしてフリッカERGを用いるには課題が残った．

その後，RETevalの開発者であるLKC社のDavis博士と眼科医のMaa博士が共同で開発したDR判定プログラムがRETevalに実装された．このプログラムでは，フリッカERGだけではなく，

光刺激に対する瞳孔反応を利用してDRのスクリーニングを行うものである[6]．このプログラムは4Tdと32Tdの光を照射した際の瞳孔径と，16Tdと32Tdで記録した潜時，振幅を利用してDRスコアを算定し，スクリーニングを行うものである．

図3，4はいずれも約20年の糖尿病治療歴がある患者の眼底写真およびDR判定の結果である．図3では明らかな網膜出血を認めないが，図4では周辺部にシミ状出血が散在している．DR判定スコアは図3で16.4，図4は26.1であった．図4の症例でフルオレセイン蛍光眼底造影(FAG)を行うと網膜血管瘤と経口色素の漏出を認め，直ちに汎網膜光凝固術を開始した．

次に，RETevalを用いてERGを記録し，DRにおけるERGの臨床的有用性を検討した研究をいくつか紹介する．

1．DRスコアと眼底写真を用いた治療が必要なDRの判定

279人の糖尿病患者を対象にした研究で，開始時にRETevalのDR判定および眼底写真を撮影，その後3年間の治療介入の必要性をKalan-Meier解析で解析している．その結果，眼底所見およびDR判定の両方で異常値であった患者では，3年間で約半数の患者が何らかの治療を必要としていたことが明らかとなった．いずれか一方の異常であった患者群では，3年間で治療を必要としたのは20％未満であった．治療が必要なDRの判定には，眼底写真およびERGを記録するほうがよいことを明らかにした[7]．

2．DRスコアを用いたDRの診断と，治療が必要なDRの判定

172人の2型糖尿病患者からRETevalを用いてERGを記録した研究によると，DRの診断および治療が必要なDRの診断のDR判定スコアのカットオフ値は，それぞれ20.75，23.05であった[8]．しかしながら，人種によってカットオフ値は異なる可能性があり，引き続き研究が必要と考えられる．

図 3.
60 代，男性
約 20 年前に糖尿病と診断され治療中．経口血糖降下薬を内服中．眼底写真では明らかな出欠を認めない(a)．b は DR 判定の結果．DR 判定は 16.4，正常と判定されている(赤枠)．

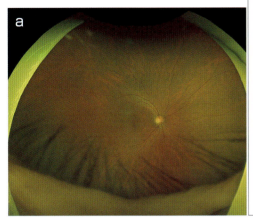
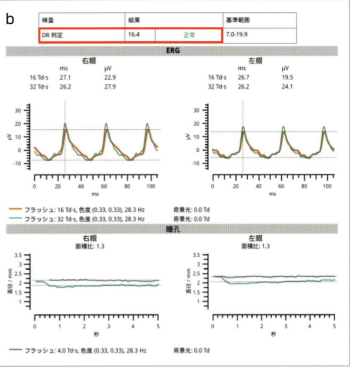

図 4.
50 代，男性
約 20 年前に糖尿病と診断され治療中．経口血糖降下薬を内服中．眼底写真では周辺部にシミ状出血が散在している(a)．b は DR 判定の結果．DR 判定は 26.1,「高」(DR の危険性が高い)と判定されている(赤枠)．

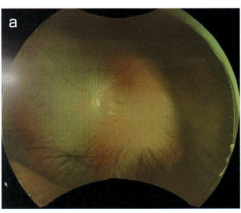
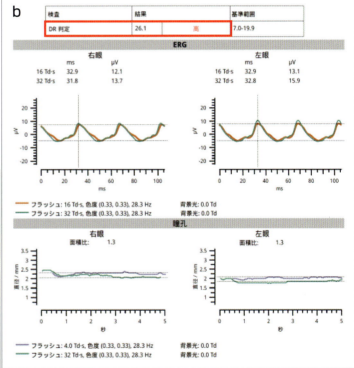

3. 糖尿病合併症スクリーニングにおける ERG の有用性

ERG の振幅・潜時が神経伝導速度に基づき判定した糖尿病性多発神経障害(DPN)の重症度とどのように関連するのか解析を行った研究[9]．DR を発症している糖尿病患者のデータを対象に多変量解析を行ったところ，DPN の重症度とフリッカ ERG の潜時・振幅との間に有意な相関が認められ

た．ERG を用いることで DR の評価だけではな
く，糖尿病合併症である多発神経障害のスクリー
ニングを行うことができる可能性が示された．

おわりに

DR は，進行すると視力障害や失明を引き起こ
す深刻な疾患である．そのため，早期発見と治療
が重要であり，ERG はそのための有力な手段であ
る．RETeval の登場により，散瞳せずに自然な瞳
孔状態のまま，網膜機能を迅速かつ簡便に評価で
きるようになった．この装置の普及により，DR
の早期スクリーニングが促進され，すべての糖尿
病患者が生涯にわたって良好な視力を維持できる
日がくることを強く期待している．

文 献

1) Federation ID：IDF Diabetes Atlas, 10th Edition. Brussels, Belgium：International Diabetes Federation, 2021.
2) Robson AG, Frishman LJ, Grigg J, et al：ISCEV Standard for full-field clinical electroretinography(2022 update). Doc Ophthalmol, **144**：165-177, 2022.
3) 米村大蔵，河崎一夫，奥村　忠ほか：糖尿病律動様小波の頂点潜時．眼紀，**28**：379-388，1977.
4) Bresnick GH, Palta M：Temporal aspects of the electroretinogram in diabetic retinopathy. Arch Ophthalmol, **105**：660-664, 1987.
5) Fukuo M, Kondo M, Hirose A, et al：Screening for diabetic retinopathy using new mydriasis-free, full-field flicker ERG recording device. Sci Rep, **6**：36591, 2016.
https://www.ncbi.nlm.nih.gov/pmc/articles/PMC5100463/pdf/srep36591.pdf
6) Maa AY, Feuer WJ, Davis CQ, et al：A novel device for accurate and efficient testing for vision-threatening diabetic retinopathy. J Diabetes Complications, **30**：524-532, 2016.
7) Brigell MG, Chiang B, Maa AY, et al：Enhancing Risk Assessment in Patients with Diabetic Retinopathy by Combining Measures of Retinal Function and Structure. Transl Vis Sci Technol, **9**：40, 2020.
Summary　治療が必要な DR のスクリーニングには，眼底所見と ERG 所見の両方が大事であることを示した文献．
8) Zeng Y, Cao D, Yang D, et al：Screening for diabetic retinopathy in diabetic patients with a mydriasis-free, full-field flicker electroretinogram recording device. Doc Ophthalmol, **140**：211-220, 2020.
9) Kawai M, Himeno T, Shibata Y, et al：Neuroretinal dysfunction revealed by a flicker electroretinogram correlated with peripheral nerve dysfunction and parameters of atherosclerosis in patients with diabetes. J Diabetes Investig, **12**：1236-1243, 2021.

特集/眼科医が知っておくべき糖尿病網膜症診療ストラテジー

Ⅳ. 診　断
糖尿病網膜症におけるAI診断

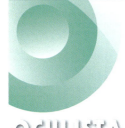

髙橋秀徳*

Key Words : 認証医療機器プログラム(certified medical device program), 承認医療機器プログラム(approved medical device program), 病変検出(lesion detection), 病期分類(disease staging), デノイズ(denoising), 網膜無灌流領域(retinal non-perfusion area)

Abstract : 眼底写真は画角が一定で撮影部位も同じ，かなり規格化された画像であるので，AI登場以前から自動診断技術の開発が盛んであった．糖尿病網膜症は有病率が高く，眼科のなかでも真っ先にAIの適用が行われ，世界初の承認AI医療機器プログラムは，眼科の糖尿病網膜症が対象である．現在眼科領域では病変検出，病期分類・光干渉断層像における糖尿病黄斑浮腫の所見検出，光干渉断層血管撮影のデノイズ，網膜無灌流領域の検出に利用されている．本邦では未だに糖尿病網膜症の診断用医療機器プログラムの承認は下りていないが，海外では承認からすでに数年が経過しており，今後本邦においても広まっていくと考えられる．

糖尿病網膜症における人工知能(AI)の歴史

　AIという用語は，1956年のダートマス会議で米国の計算機学者ジョン・マッカーシーが初めて使用して誕生した．しかし当時のコンピュータの能力は低く，例えば柴犬は犬である．犬は哺乳類である．したがって柴犬は哺乳類である，と導く程度で人工の知能だと称していた．その最高峰であるIBMのWatsonは，チェス専用のDeep Blueでチェスの世界チャンピオンに1997年に勝利しているが，実世界への応用は困難であり，囲碁や将棋ではプロに勝てなかった．そのためAIの歴史には2回のブームがあり，それぞれ飽きられて予算も付かなくなる黒歴史となっている．しかし2012年から始まった第3次ブームはそのまま続き，囲碁も将棋もヒトは敵わなくなった．AIが自分で自分を改良してヒトを超える，シンギュラリティも迫っているとされる．

　一方，医用画像には放射線科領域を含め様々な画像，モーダルがある．例えば皮膚癌の写真であると，撮る部位，画角ともに多様になってしまい，2012年の深層学習AI登場以前の技術では自動診断が困難であった．それに対して眼底写真は撮る部位は後極，画角は45°と大体決まっており，医療全体のなかでは極めて規格化されている画像である．そのためAI登場以前から網膜出血の検出プログラムなどが盛んに研究されてきた．AIの定義は様々だが，近年は2012年に登場した深層学習技術を指すことが多い．深層学習は，動物の脳のような深い層構造の神経網をプログラムで模倣し，その回路網を使って学習するものである．登場時にそれ以前の技術を圧倒し，GAFAと呼ばれるグローバル大手IT企業を含めた多額の資金が投入された．深層学習AIは急激に性能を向上させ，2015年にはヒトの画像識別能を上回った．

　最近では生成AIと呼ばれる画像や文章を生成

---

* Hidenori TAKAHASHI, 〒305-8575　つくば市天王台1-1-1　筑波大学医学医療系サイバーメディスン研究センター，教授/〒329-0498　下野市薬師寺3311-1　自治医科大学眼科学講座，准教授

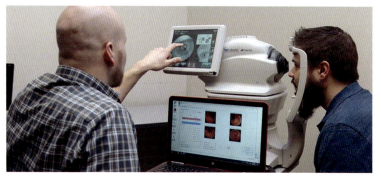

図 1. 世界初承認の深層学習医療 AI, LumineticsCore™(旧 IDx-DR®)の使用風景

(Digital Diagnostics Inc. より許可を得て引用)

するAI技術が向上した．大規模言語モデル(large language model:LLM)の1つであるChatGPTは広く一般に公開され，文章作成や翻訳に使用している読者も多いと思われる．これは非常に多くの文章を学習しており，英語に限らず日本語など各種言語に対して自然な応答ができる．LLMをさらに発展させて，文章以外に画像なども扱えるようにしたAIとして，大規模マルチモーダルモデル(large multimodal model:LMM)があり，現在ではChatGPTも対応している．医用画像を提示した際は，責任を回避するために専門家への相談を勧めるだけの応答が多いものの，返答を得られた場合の正確性は専門医並みであり，実際に各国の医師国家試験や専門医試験で十分な点数を取れる．言葉の並び順を学習しただけのはずのAIに，対話した人間が知性や場合によっては神の存在を感じるということは，逆に知性とは言葉の並び順を一般常識の範囲で操れる技術力なのかもしれない．

2018年，米国食品医薬品局(FDA)が世界で初めて承認した深層学習による医療機器プログラムが，糖尿病網膜症を判定する米国 Digital Diagnostics Inc. のLumineticsCore™である(図1)．米国の糖尿病患者は，まず眼科を受診し，自覚症状のある糖尿病黄斑浮腫と増殖糖尿病網膜症は，直ちに治療が必要のため除外される．非糖尿病網膜症あるいは軽症非増殖糖尿病網膜症の本AI適用患者は，年1回 TRC-NW400 フルオート無散瞳眼底カメラ(トプコン，東京)で撮影を受ける．眼底写真は直ちにクラウドベースのAIにアップロードされ，翌年再撮影で構わないか，中等症非増殖糖尿病網膜症以上に進展していれば眼科の受診が必要であると診断する．これにより日本よりはるかに高い眼科受診費用をセーブしつつ，失明を減らせると期待されている[1]．元々は眼科まで車で何時間もかかるへき地のプライマリ・ケアでの使用をターゲットとしていたが，近年ではショッピングモールなどに置かれていることが多いとのことである．LumineticsCore™はヨーロッパなど複数国で承認を受けており，日本においても治験は完了している．

カラー眼底写真から糖尿病網膜症を診断するAI

2018年，百度は45°カラー眼底写真から10秒で糖尿病網膜症・緑内障・黄斑変性を感度94％，特異度94％で診断するAIを報告した[2]．これは2015年に百度がリリースした Baidu Doctor アプリに基づいている[3]．

2020年には米国 Eyenuk, Inc. の糖尿病網膜症診断AI, EyeArt® も FDA から承認を取得した．本プログラムは適用に眼科医の確認を必要とせず，ただ両眼2枚ずつ計4枚の眼底写真をアップロードするだけで病期分類を行う[4]．2枚は，網膜中心の黄斑を中心とする撮影と，その15°内方の視神経乳頭を中心とする撮影の2枚である．病期分類に重要な虚血や新生血管は乳頭よりさらに内方やその上下に多いため，網膜全体に匹敵する精度で病期分類するには2枚ではなくその上下も含む4

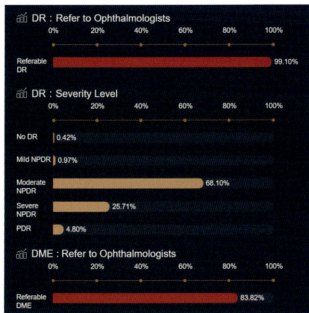
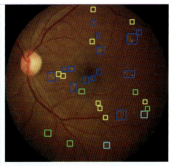
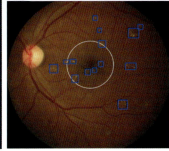

図 2．台湾の ITRI による糖尿病網膜症 AI
左上は紹介必要性のグラフであり，99.10％紹介すべきと出ている．その下に病期分類があり，国際分類で中等症非増殖糖尿病網膜症の可能性が最も高く，68.10％であると表示されている．左下は糖尿病黄斑浮腫の紹介必要性であり，カラー眼底写真では黄斑浮腫の検出はやや困難と思われるが，それでも紹介の必要性が 83.82％であると提示されている．右が各所見の検出像であり，青は硬性白斑，水色は軟性白斑，黄色は毛細血管瘤，緑は網膜出血である．

(ITRI より許可を得て引用)

枚が望ましい[5]が，撮影の手間との兼ね合いで 2 枚となっている．

ベルギーの RetinaLyze® はヨーロッパを中心にメキシコや南アフリカでも販売されている眼底写真 AI で，オプトメトリスト（日本における視能訓練士に近いが，前眼部手術は行える）から眼科医へ紹介するかどうかのスクリーニングと，眼科医が眼底の経過観察を効率化するために前回写真との差異を指摘する機能で販売されている[6)~8)]．

台湾の ITRI(Industrial Technology Research Institute)は，台湾における主要な産業技術研究機関で，日本における産業技術総合研究所（通称：産総研）に相当する．その眼科 AI である Point-of-Care AI-DR は，糖尿病の 4 つの主要な病変，網膜出血や白斑を特定し，糖尿病網膜症の国際重症度分類を行う．そして患者が眼科医への紹介が必要かどうかまで判断する(図 2)．

他にも中韓には放射線科領域で 100 億円程度を調達して，ついでに眼底 AI も開発しているメーカーが多数存在する．フルオート無散瞳眼底カメラだけでなく，一般の眼科外来で用いられる散瞳眼底カメラや，途上国に普及している手持ち眼底カメラで撮影した眼底写真も用い，網膜疾患をスクリーニングする AI が上市されている．

それらは規制の弱い国で早期に実戦投入され，すでに多数の実績を積んでおり，30 疾患程度を網羅してきた．例えば，シンガポールの地下鉄には TeleMedC の AI 眼底カメラ Kiosk, EyeQX Kiosk があり，一般市民が立ち寄って緑内障・糖尿病網膜症・加齢黄斑変性のスクリーニングを受けることができる．

発展途上国の眼科医向けには，無料で公開されている眼底診断 AI もある．非営利団体のサポートする Cybersight AI が，インターネット上で無償公開されている．

日本における糖尿病網膜症の診断 AI

我々も，中心 45°のカラー眼底写真のみから，

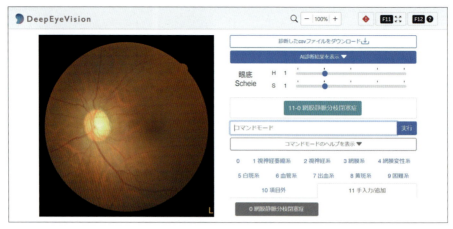

図 3. 眼底健診用診断支援 AI
100 疾患対応の通常画角カラー眼底写真用 AI. 承認は困難であり，健診における遠隔読影の補助に使用が限られる．高血圧・動脈硬化・糖尿病網膜症の病期分類も提示する．

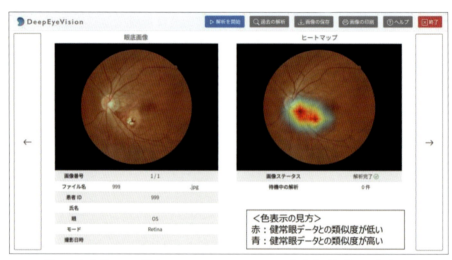

図 4. 全自動カラー眼底カメラ，RetinaStation 用健常逸脱部位の可視化 AI

周辺までの糖尿病網膜症病期を判定する AI[9]や 100 疾患に対応するスクリーニング AI(図 3)などを眼底健診の遠隔読影支援に使用している．未承認であるため自動で結果を返すことはできず，時間をおいて眼科医の承認後に診断結果が健診施設などに返る．眼底健診の効率化と平準化に資すると考えている．実際に自治医科大学健診センターでは，1 時間程度かかっていた眼底読影が 5 分で終わるようになった．

医療機器プログラムの承認には 4 年間と 1 億円がかかるとも言われており，現時点では日本の承認を取得した網膜症診断 AI 医療機器プログラムはない．日本眼科 AI 学会や日本眼科医療機器協会の合同会社 G-Data が承認を取得しようとしている．我々の設立した自治医科大学発認定ベンチャー DeepEyeVision 株式会社では，承認を避け，眼底写真の健常逸脱部位を可視化するだけの AI 医療機器プログラム，DeepEyeVision for RetinaStation を上市した．ニコンのフルオート無散瞳眼底カメラ，RetinaStation に搭載されている．疾患を判別するプログラムではないが，健常逸脱部位をヒートマップ表示することで，医師であれば糖尿病網膜症の出血見逃し防止になったり，視神経乳頭にヒートマップが当たっていれば緑内障系のいずれかの疾患であろうと推測できたりすると期待している(図 4)．未承認段階の機能

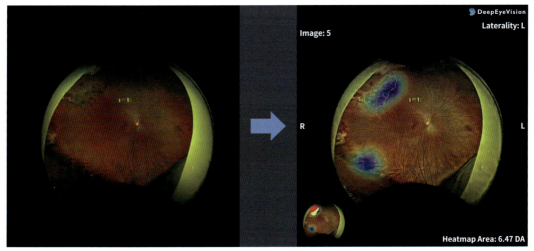

図 5. 超広角カラー眼底写真における画像鮮明化・網膜裂孔など様々な健常逸脱を検出する AI 達
左が元画像で，右が鮮明化した上に，網膜裂孔や網膜剝離に該当する健常逸脱部位を AI が提示した画像

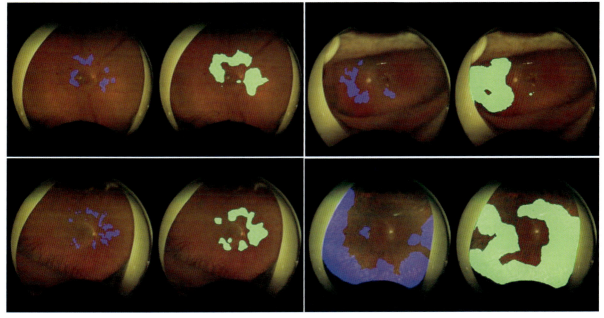

図 6. DeepEyeVision for California
4 組の超広角カラー眼底写真において，各組左が造影検査を元に描画した網膜無灌流領域，
右が AI の可視化した網膜健常血管密度逸脱部位

としては，高血圧や糖尿病など，全身疾患の網膜への影響を計測する機能もある．

超広角走査型レーザー検眼鏡の Optos は（眼球中心からの）画角 200°で網膜の 80%を撮影可能であり（通常画角の 45°（角膜からの画角）は網膜の 12%），網膜剝離など様々な診断 AI が研究されてきた（図 5）．DeepEyeVision for California は造影写真ではなく，カラー眼底写真から網膜健常血管密度逸脱部位を可視化する AI 医療機器プログラムである．網膜新生血管を生じる閾値である，網膜無灌流領域 30 乳頭面積を閾値とすれば，感度・特異度とも 80%を超え，造影検査のきっかけに使える可能性がある（図 6）[8]．また，未承認だが網膜裂孔や網膜剝離，網膜新生血管を念頭に置いた機能も存在している．

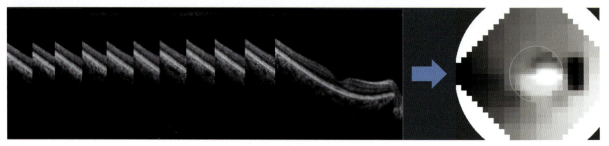

図 7. OCT の 3 次元画像から直接視野を推測する AI

光干渉断層計(OCT)用 AI

近年 OCT を用いて，造影剤を用いずに血管を描出する OCT アンギオグラフィ(OCTA)が普及しつつある．通常の OCT 以上に粗い画像が出力されるので，何十回も重ね合わせて画質を向上させるが，撮影時間がかかってしまうので高齢者などの撮影は困難であった．キヤノンやニデックなど複数社の OCTA で，重ね合わせ前の画像と重ね合わせ後の画像をペアで深層学習させることで，優れたデノイズ効果を得ている．糖尿病網膜症では網膜の毛細血管が脱落して網膜症が悪化する．OCTA の像は造影剤のように拡散しないことから，OCTA は微細な網膜無灌流領域が明瞭に視認でき，網膜光凝固の適用を決める助けとなる．糖尿病網膜症においては，特に中心窩無血管域(FAZ)の周囲の毛細血管が脱落して FAZ が拡大すると視力回復が望めなくなる．OCTA はもともと造影剤のように拡散せず，きれいな血管網描出が可能であるが，あまり広角にせず中心の狭い範囲を撮影したほうが画質が向上するし，さらに AI を使うことで FAZ の拡大が明瞭に観察できる．

ニデックの最新 OCT，Glauvas は，網膜の層別解析を深層学習により高精度化した．従来の画像解析技術では，画像の乱れや，特に黄斑疾患において層のセグメンテーションを失敗しやすかったが，深層学習によりその弱点を克服した．

Altris® は，OCT を解析するクラウドベースの AI である．OCT の機種を選ばず網膜層を可視化し，病的所見などを強調表示し，その長さなどを計測し，過去の解析結果と比較することができる．基本として網膜層セグメンテーション AI があり，萎縮型および滲出型加齢黄斑変性症・糖尿病網膜症，糖尿病黄斑浮腫，網膜静脈閉塞症などの 70 以上の網膜疾患の検出と可視化を行う AI もある．これらの AI モデルは EU の CE マークを受けており，FDA の承認を目指している．これらの機能により疾患の見逃しが減り，早期発見から患者の予後が改善されることを期待されている．

糖尿病と直接の関係はないが，しばしば合併している緑内障などの視野検査でも近年 AI による進歩があった．従来から，後極の網膜神経線維層(NFL)の厚みが緑内障を鋭敏に反映していることは知られていた．そのため NFL の厚みから視野を推測する AI は多数報告されていたが，NFL の厚みは OCT ソフトのセグメンテーション能力によるところが大きい．特に黄斑疾患によって厚みの測定値が大きく乱れ，実臨床の視野推測には適用困難であった．近年 OCT の 2 次元断層像や厚みマップではなく 3 次元立体像をそのまま深層学習する AI が報告され，高精度を達成した(図 7)[10]．自覚検査によるバラツキを排した正確な予後予測，自覚視野検査の困難患者や希望しない患者での測定が期待される．糖尿病網膜症では微小血管障害による NFL 欠損が発生しやすく，また網膜虚血から隅角新生血管を発生して血管新生緑内障になるリスクもある．これらの評価にも使えると期待される．ただし，特に急性の頭蓋内疾患による視野欠損は眼内に所見が全くないことから，視野推測が困難であり，自覚的視野検査が不要になることはない．むしろ両者の視野が異なったときは頭蓋内疾患などを疑うきっかけになりうる．さらに，初診患者ではまず OCT から視野を推測し，その視野感度マップを基準に視野検査を行うことで，非常に迅速な自覚的視野検査も実現しうる．

大規模言語/マルチモーダルモデルの
糖尿病網膜症応用

ChatGPT は特に医療に特化した訳ではないが, すでにかなりの診断能力を持つ. 米中の IT 超大手企業は各社同等レベルの LLM/LMM を開発済みである. LMM はオープンソースでも十分な性能のものが存在し, 例えば Meta（旧 Facebook）がリリースした Llama 2 などがあり, クローズドの LLM と性能に大差はない. 国内からは日本語に特化した LMM が各種リリースされている. そして医療特化の LMM もあり, 2023 年に Google は自社の PaLM 2 をベースに MedLM を発表した. 医療関連の膨大なデータセットでトレーニングされており, 医療研究, 医療診断, 医療文書作成など, 多様な医療用途に使用できる. 2024 年, 日本の代表的 AI ベンチャーの Preferred Networks は, 既存の大規模言語モデル（LLM）に対して医療関係の独自データを学習させ, 医療特化の大規模言語モデル Llama3-Preferred-MedSwallow-70B を開発した. Llama3-Preferred-MedSwallow-70B は日本医師国家試験において, ChatGPT-4 を上回る成績を収めた. また 2024 年度の内閣府 SIP 第 3 期補正予算「統合型ヘルスケアシステムの構築における生成 AI の活用」では, アカデミア発の日本語医療特化の LLM と LMM を開発し, 早期の社会実装を目指している.

我々の研究室では, SIP 第 3 期の主たる共同研究者として「眼底画像を読影支援する医療 LMM」を担当している. 自治医科大学発ベンチャーの DeepEyeVision で提供している AI ソリューションは, 眼底健診において画像のみから所見名を提示するだけであったが, これをマルチモーダルとして画像以外の測定データや問診データも AI の入力に追加し, さらにテキスト生成として, 複数の読影医で納品結果が異なっても健診施設側で理解して選択できるように所見の説明を解説する文章を生成したり, さらには受診者が適切に二次健診を受診できるよう, その必要性を解説する文章を生成したりすることを目指している. 例えば糖尿病網膜症ではなく重度の高血圧網膜症の場合であれば, 単純に二次健診勧奨をすれば眼科のみを受診しかねない. 内科受診の必要性が正確に伝わるような文章を生成できれば, 受診者の生命予後を向上できる可能性がある.

ChatGPT の開発元である OpenAI は, 2024 年 10 月, 1 兆円の調達を発表した. LMM は性能向上のためにますます大規模化し, 開発に多額の資金を要するようになった. 今回の内閣府の挑戦は, 金額的にも日本のアカデミアが最先端 AI を作れる最後のチャンスとも言われている. 日本の国家予算は 100 兆円であるが, 1 兆円も 1 分野に費やすことはできない. 一方で日本の Sakana AI は, より小規模な AI が協同したり, 自己進化したりすることで少ない開発資源でも高性能な AI を生み出せるようにした. しかしその方法を米中のように大規模に行ったらどうなるのか. そこまで行くと, 糖尿病網膜症の最適な医療政策や研究方法を, 人類に教えてくれる AI にでもなるのだろうか.

おわりに

AI の医療応用はようやく普及期が始まりつつある. 筆者は 2015 年に東京大学工学部 松尾 豊教授の一般向け書籍「人工知能は人間を超えるか」を読んで人工知能研究を開始し, 自治医科大学の豊富なデータと倫理委員会や研究推進課の支援で社会実装の端緒につくことができた. 自治医科大学は増殖糖尿病網膜症患者が多く, 最新の抗血管内皮増殖因子治療・硝子体手術を施行しても, 年 1 人くらいは失明してしまう. 早期発見に資するかもしれない眼底写真の健常逸脱部位可視化プログラム, 網膜新生血管の原因となる網膜血管密度の逸脱領域を可視化するプログラムによって, 健診が効率化したり, 造影検査なしに網膜無灌流領域を検出したりすることで, 失明がさらに減少していけば幸いである.

文　献

1) Abràmoff MD, Folk JC, Han DP, et al：Automated analysis of retinal images for detection of referable diabetic retinopathy. JAMA Ophthalmol, **131**：351-357, 2013.

2) mobi health news：Chinese search engine Baidu launches AI-powered camera to detect eye fundus. 2018.
https://www.mobihealthnews.com/news/asia/chinese-search-engine-baidu-launches-ai-powered-camera-detect-eye-fundus

3) Healthcare IT News：Chinese Hospital in Guangdong deploys AI cameras to detect blindness-causing diseases. 2019.
https://www.healthcareitnews.com/news/asia/chinese-hospital-guangdong-deploys-ai-cameras-detect-blindness-causing-diseases

4) Gulshan V, Peng L, Coram M, et al：Development and validation of a deep learning algorithm for detection of diabetic retinopathy in retinal fundus photographs. JAMA, **316**(22)：2402-2410, 2016.

5) 反保宏信，大河原百合子，高橋秀徳ほか：糖尿病患者の眼底スクリーニング―散瞳2方向と4方向カラー撮影の比較．あたらしい眼科，**33**：119-123, 2016.

6) Larsen M, Gondolf T, Godt J, et al：Assessment of Automated Screening for Treatment-Requiring Diabetic Retinopathy. Cur Eye Res, **32**(4)：331-336, 2007.

7) Larsen M, Godt J, Larsen N, et al：Automated Detection of Fundus Photographic Red Lesions in Diabetic Retinopathy. Investigative Ophthalmol Vis Sci, **44**(2)：761-766, 2003.

8) Inoda S, Takahashi H, Yamagata H, et al：Deep-learning-based AI for evaluating estimated non-perfusion areas requiring further examination in ultra-widefield fundus images. Sci Rep, **12**：21826, 2022.
Summary　超広角カラー眼底像から網膜無灌流領域を示す AI の感度・特異度がともに 80％を超えたことを示した文献．

9) Takahashi H, Tampo H, Arai Y, et al：Applying artificial intelligence to disease staging：Deep learning for improved staging of diabetic retinopathy. PLoS One, **12**：e0179790, 2017.

10) 古山　誠：光干渉断層計画像から緑内障の視野を推測する3次元畳み込みニューラルネットワークモデルの構築．Jxiv, p.170, 2022.

特集/眼科医が知っておくべき糖尿病網膜症診療ストラテジー

IV. 診　断
糖尿病網膜症診断における病期分類

村上智昭*

Key Words : 糖尿病網膜症(diabetic retinopathy)，増殖糖尿病網膜症(proliferative diabetic retinopathy)，国際重症度分類(international classification of disease severity)，視力をおびやかす糖尿病黄斑浮腫(clinically significant macular edema)，中心窩を含む糖尿病黄斑浮腫(center-involving diabetic macular edema)

Abstract : 糖尿病網膜症診療において，視力をおびやかす可能性のある糖尿病網膜症である増殖糖尿病網膜症と糖尿病黄斑浮腫の診断と治療が重要である．失明のリスクにさらされる増殖糖尿病網膜症と，それにまつわる所見が整理された3つの重症度分類がある．国際重症度分類においては，増殖糖尿病網膜症の発症を予測する3つの眼底所見，すなわち多発性の網膜出血，数珠状静脈拡張，網膜内細小血管異常を認める場合に，重症非増殖糖尿病網膜症としている．Davis分類では病態を3段階に分けており，病状が理解しやすい．新福田分類は眼底所見が詳細に記載されていることが特徴である．糖尿病黄斑浮腫は中等度の視力低下をきたすことが多いが，眼底所見の網膜浮腫と硬性白斑の状態から定性的に診断する視力をおびやかす糖尿病黄斑浮腫と，光干渉断層計で定量した中心網膜厚で診断する中心窩を含む糖尿病黄斑浮腫が，治療方針の決定にあたり重要である．

はじめに

糖尿病網膜症(diabetic retinopathy：DR)は，自覚症状が乏しい最初期から重篤な視力低下をきたす進行期まで様々な病期があり，視力をおびやかす可能性のある糖尿病網膜症(vision-threatening diabetic retinopathy：VTDR)である増殖糖尿病網膜症(proliferative diabetic retinopathy：PDR)と糖尿病黄斑浮腫(diabetic macular edema：DME)の治療が確立されつつある．そのために必要なDRの重症度分類とDME診断基準について解説する．

糖尿病網膜症の重症度分類

DR診療において病状や病期に適した治療を行うため，眼底所見に基づく診断と重症度分類は必須であり，本邦のガイドラインでは3つの重症度分類が記載されている(表1)[1]．内科・眼科連携が非常に重要な疾患であり，重症度分類という共通言語でのコミュニケーションが可能となる．軽症例では，血糖値と高血圧などの全身因子の制御が重要であり，重症化すれば眼科的治療が適応となる．

1. 眼底検査

DRの診断では，眼底検査(写真)を軸に，必要に応じて蛍光眼底造影(fluorescein angiography：FA)を組み合わせる．眼底検査に際しては，黄斑から最周辺部まで十分に観察する．黄斑から中間周辺部にかけての範囲に，臨床的意義の高い

---

* Tomoaki MURAKAMI, 〒606-8507　京都市左京区聖護院川原町54　京都大学大学院医学研究科眼科学教室，講師

表 1. 糖尿病網膜症重症度分類の対応の目安

国際重症度分類	改変 Davis 分類	新福田分類
網膜症なし 異常所見なし	―	―
軽症非増殖網膜症 毛細血管瘤のみ	単純網膜症 毛細血管瘤 網膜点状・斑状・線状出血 硬性白斑・網膜浮腫 (少数の軟性白斑)	A1：軽症単純網膜症 毛細血管瘤，点状出血 A2：重症単純網膜症 しみ状出血，硬性白斑，少数の軟性白斑
中等症非増殖網膜症 毛細血管瘤以上の病変が認められる重症 非増殖網膜症よりも軽症のもの		
重症非増殖網膜症 ・眼底 4 象限で 20 個以上の網膜出血 ・2 象限での明瞭な数珠状静脈拡張 ・明確な網膜内細小血管異常 上記のいずれかを認める 増殖網膜症の所見を認めない	増殖前網膜症 軟性白斑 静脈異常 網膜内細小血管異常 (網膜無血管野：蛍光眼底 造影)	B1：増殖前網膜症 軟性白斑，網膜浮腫，線状・火焔状出血 静脈拡張 網膜内細小血管異常 (網膜無血管野：蛍光眼底造影)
増殖網膜症 新生血管または硝子体出血・網膜前出血 のいずれかを認めるもの	増殖網膜症 新生血管(網膜・乳頭上) 網膜前出血・硝子体出血 線維血管膜 牽引性網膜剝離	A3：軽症増殖停止網膜症　陳旧性の新生血管 A4：重症増殖停止網膜症　陳旧性の硝子体出血 A5：重症増殖停止網膜症　陳旧性の(線維血管性)増殖組織 B2：早期増殖網膜症　乳頭に直接連絡しない新生血管 B3：中期増殖網膜症　乳頭に直接連絡する新生血管 B4：末期増殖網膜症　硝子体出血・網膜前出血 B5：末期増殖網膜症　硝子体への(線維血管性)増殖組織を 　　伴うもの

（文献 1：日本糖尿病眼学会「糖尿病網膜症診療ガイドライン(第 1 版)」より引用改変）

病変が多いが，最周辺部に網膜新生血管(retinal neovascularization：NVE)が存在することもあるので，注意が必要である．国際重症度分類では眼底所見のみの診断となり，どの施設でも重症度の判定ができる[2]．一方，新生血管の前駆病変として，FA で確認できる無灌流領域も臨床的に重要であり，Davis 分類や新福田分類では増殖前糖尿病網膜症(preproliferative diabetic retinopathy：PPDR)の基準に含まれている．また，FA は新生血管の検出感度が非常に高く，侵襲性が高いものの，今も有用な検査である．また，近年普及し始めている光干渉断層血管撮影(optical coherence tomography angiography：OCTA)では，無灌流領域や網膜内細小血管異常(intraretinal microvascular abnormalities：IRMA)などの描出に優れる．

2．3つの重症度分類

糖尿病網膜症診療ガイドラインで記載されている 3 つの分類を整理するにあたり，国際重症度分類を軸に考えるとわかりやすい．まず，新生血管を有する PDR とそれを認めない非増殖糖尿病網膜症(nonproliferative diabetic retinopathy：

NPDR)に分け，NPDR の重症度を汎網膜光凝固(panretinal photocoagulation：PRP)の要否で分類する．重症 NPDR は本邦では PRP の適応であるが，Davis 分類や新福田分類における増殖前糖尿病網膜症に概ね相当する(表1)．

3．国際重症度分類

国際重症度分類は，内科・眼科連携の促進を目的に，眼底所見のみでシンプルな分類となっているのが特徴である．Early Treatment Diabetic Retinopathy Study(ETDRS)分類，臨床試験，疫学研究の結果をもとに，PDR への進行を予測する重要な眼底所見を重症 NPDR のバイオマーカーとして選択することで，NPDR をエビデンスに基づいて重症度の分類をしている．グローバルスタンダードとなっており，学術的にもよく用いられる．

まず，糖尿病患者において網膜に毛細血管瘤を認める場合に，DR と診断する．そのうえで，新生血管(NVE か，乳頭新生血管(neovascularization at the disc：NVD))を有するか，硝子体出血(もしくは網膜前出血)を認める場合に，PDR とする(図1, 2)．重症度分類でポイントとなるのは，

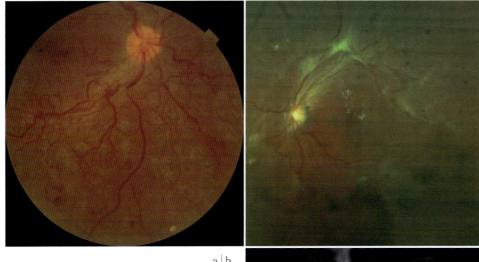
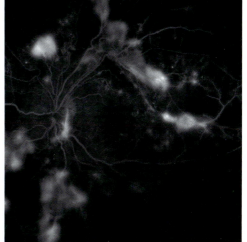

図 1.
新生血管の眼底写真とFA写真
 a：眼底写真では乳頭新生血管と網膜新生血管を認める．
 b：眼底写真で上方の血管アーケードに沿って，新生血管に線維血管膜を伴っている．
 c：FAでは新生血管に一致して，硝子体への著明な蛍光漏出を認める．

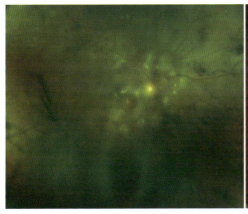
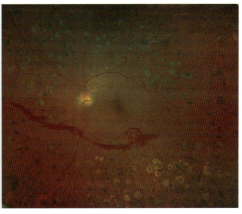

図 2．PDRに伴う硝子体出血
 a：硝子体出血は眼底検査では赤くみえるが，超広角眼底写真では黒い影としてみえることが多い．
 b：網膜前出血では，網膜と後部硝子体膜の間に出血する．

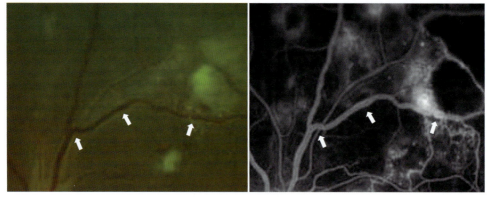

図 3. 数珠状静脈拡張
a：眼底写真における数珠状静脈拡張（矢印）
b：FAでは当該病変に一致して，血管壁付近が過蛍光を呈する．

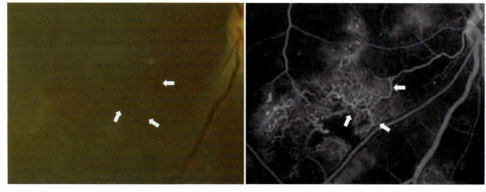

図 4. IRMA
a：眼底写真においては，IRMA（矢印）は視認しにくく，注意深い診察が必要である．
b：OCTAでは，灌流領域と無灌流領域の境界にみられる拡張した毛細血管（矢印）として，容易に確認できる．

PDRへの進行を予測する3つの眼底所見である．4-2-1ルールと呼ばれるが，4象限各々で20個以上の網膜出血，2象限以上での数珠状静脈拡張，1象限以上でのIRMAのいずれかを認めれば重症NPDRとする（図3, 4）．最初期病変である毛細血管瘤のみの場合は，軽症NPDRである．軽症と重症の中間となる症例は，中等症NPDRとなる．

実臨床においては，数珠状静脈拡張とIRMAは確認しにくい所見なので，注意が必要である．FAでは，数珠状静脈拡張は特徴的な形態と血管壁の過蛍光で確認できる（図3）．IRMAは灌流領域と無灌流領域の境界に存在する拡張した毛細血管として描出される（図4）．光干渉断層血管撮影（optical coherence tomography angiography：OCTA）では，IRMAが非常に容易に確認できるが，眼底所見とは極端に検出感度が異なるため，その臨床的意義は再検討が必要であろう．

4．Davis分類

Davis分類は，血管障害，血管床消失，新生血管という特徴的な3段階を基準に病期分類されている．実臨床の場で，無灌流領域（図5）が新生血管を惹起するという因果関係がわかりやすく，PRPの必要性を患者へ説明する際に便利な分類である[3]．

まず，透過性亢進を特徴とする網膜血管障害により網膜出血や硬性白斑といった臨床所見を呈するのが，単純糖尿病網膜症（simple diabetic retinopathy）である．さらに，毛細血管の閉塞まで進行すると，眼底所見では軟性白斑（綿花様白斑），FAでは無灌流領域として確認される増殖前糖尿

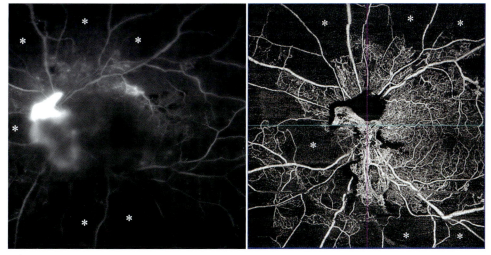

図 5. 無灌流領域
 a：FA では，無灌流領域(*)は低蛍光の領域として描出される．
 b：OCTA では，背景蛍光の影響がなく，より明瞭に描出される．

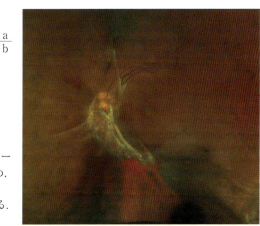

図 6.
牽引性網膜剝離
 a：眼底写真では乳頭から下方の血管アーケードにかけて重篤な線維血管膜を認め，黄斑部に牽引性網膜剝離を認める．
 b：OCT でもテント状の網膜剝離を認める．

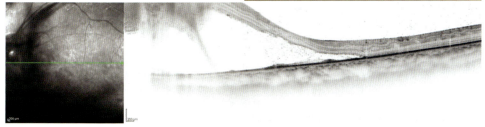

病網膜症となる．国際重症度分類では，無灌流領域の確認がないため，中等症 NPDR の一部は，非常に広範な無灌流領域を伴っていることがあり，そのような症例をも含めて，PRP の適応とできるのは，Davis 分類のメリットといえる．

5．新福田分類

新福田分類では，PRP が必要な症例を悪性とし，それ以外を良性に大別している[4]．無治療症例において，無灌流領域や新生血管を認めるものを悪性としており，特に，PDR で硝子体手術の適応となることが多い硝子体出血や線維血管膜の状態などを基準に細分化されている(図6)．一方，それらの所見を伴わない症例は良性としている．PRP や硝子体手術を施行した後は，新生血管や増殖性変化の活動性が沈静化するが，増殖停止期として，良性に組み込んでいるのが特徴である．

合併症が細やかに記載されているため，臨床経験が少ない医師には，もれなく眼底所見を確認す

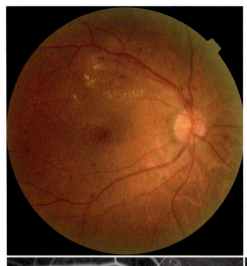
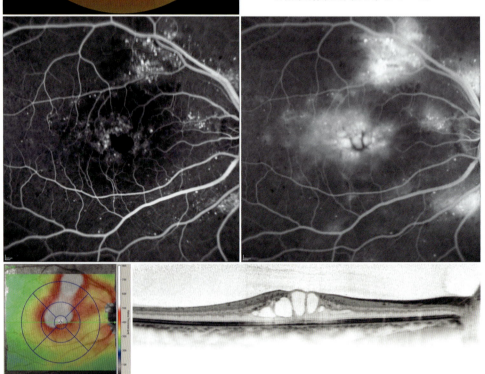

図 7.
DME の 1 例
a：眼底写真では，網膜浮腫と硬性白斑を認める．これらは視力をおびやかす糖尿病黄斑浮腫と国際分類の基準となる．
b, c：FA の早期(b)および後期(c)画像．黄斑部にはびまん性蛍光漏出と蛍光貯留を認める．局所性とびまん性の分類に有用である．
d, e：OCT の 2 次元マップ(d)と断層像(e)．中心窩を含む糖尿病黄斑浮腫を示している．

るのに，辞書代わりに有用であろう．また，一般的な病期の推移も記しているため，各症例がどの程度の進行度もしくは安定期かを把握するのにも便利である．

糖尿病黄斑浮腫の診断

1．眼底検査所見と 4 つの分類

DME の臨床的評価には，眼底所見(写真)，FA，光干渉断層計(optical coherence tomography：OCT)を用いる．眼底所見では網膜浮腫と硬性白斑が血管透過性亢進のバイオマーカーとなるが，それらを診断基準とした視力をおびやかす糖尿病黄斑浮腫(clinically significant macular edema：CSME)と国際重症度分類がある(図 7)．FA を軸に眼底所見と併せて，局所性とびまん性に分ける報告もある．つまり，毛細血管瘤などの漏出源となる血管病変が明確で小さい範囲の黄斑浮腫は局所性とし，漏出を伴う血管病変が不明瞭で広範囲の黄斑浮腫はびまん性とする．また，OCT での定量的診断である中心窩を含む糖尿病黄斑浮腫(center-involving diabetic macular edema：CIDME)は，治療マネージメントを考えるうえで

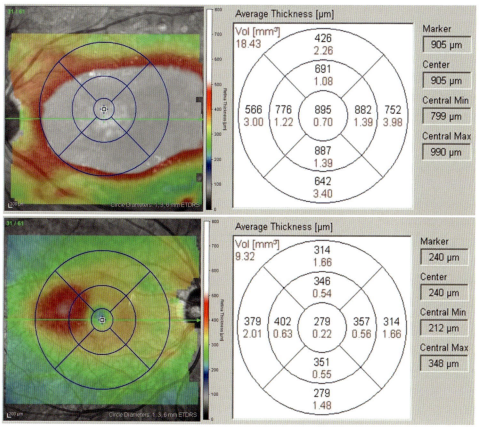

図 8. OCT を使った CIDME
中心窩を含む糖尿病黄斑浮腫(a)と中心窩を含まない黄斑浮腫(b).
各々の中心網膜厚は 895 μm と 279 μm である.

極めて重要であると同時に学術的なスタンダードとなる診断基準である(図8). OCT では定性的な評価も重要であり, 囊胞様黄斑浮腫や漿液性網膜剝離などの形態的特徴に加え, 網膜硝子体界面の病変の評価が可能である. また, OCT 断層像上で, 視細胞障害の状態を視細胞エリプソイドゾーン(ellipsoid zone:EZ)や外境界膜(external limiting membrane:ELM)の消失として描出される.

2. CSME

ETDRS が, 1985 年に当時の標準的治療法であった黄斑部光凝固の有効性を示す論文を報告した. その適応となる臨床所見を3つ定義しており, その後の DME 診断の gold standard となった[5]. 具体的には, 眼底所見(写真)において, ①中心窩から 500 μm 以内の網膜の肥厚, ②中心窩から 500 μm 以内の硬性白斑があり近接した網膜肥厚を伴う, ③1 乳頭径以上の網膜肥厚でその一部が中心窩から 1 乳頭径以内に存在する, のいずれかが存在すれば CSME とする.

主観的な評価であり, 基準がやや複雑なため, 本邦で広く普及するには至らなかった. しかし, 本邦における診療ガイドラインでは, DME の治療方針の決定において重要視されており, 再度脚光を浴びることとなった.

3. CIDME

もう1つの重要な診断基準が, OCT を用いた CIDME である. 自動セグメンテーションにより計測された網膜厚の2次元マップを用いて, 中心 1 μm の平均網膜厚を定量化し, 基準値以上の場合に CIDME と診断する[6]. 従来, 細隙灯検査や眼底写真で網膜肥厚を主観的に評価していたが, OCT を用いて網膜浮腫が客観的に定量化できることは大きなメリットであり, この診断基準も本邦で急速に普及していった. 定量化した中心網膜

厚の増減により，治療効果の判定もしやすい．

セグメンテーションや中心窩の自動決定のエラーにより，定量が不正確となることには注意が必要である．また，OCT の機種ごとでセグメンテーションの仕方が異なるため，中心網膜厚の基準値も異なる．実際に使用している OCT の基準値を確認して，診断するべきである．

4．実臨床での活用

ガイドラインによると，治療方針の決定には，CSME を CIDME と non-CIDME に分類することが有用である．non-CIDME では，黄斑部光凝固が勧められており，CIDME では，個々の症例における病状や社会経済的状況を鑑み，複数ある治療方針から選択する．

いくつかの眼底所見や OCT 所見は，予後因子となることが報告されている．中心窩付近に存在する硬性白斑は，黄斑部光凝固では予後不良因子であるが，抗 VEGF 療法ではその有無で治療効果に差はない．OCT における定性的な所見である漿液性網膜剝離（SRD）は，抗 VEGF 療法における予後因子であると報告されている．また，黄斑部視細胞は，抗 VEGF 療法後に，視細胞が修復されることがある．病態に基づき治療方針を決定する場合，OCT を用いて黄斑上膜や硝子体黄斑牽引の有無は 1 つのポイントであり，硝子体手術の適応決定に有用である．また，FA での局所性浮腫や輪状硬性白斑などを伴う場合，漏出の原因となる毛細血管瘤である可能性が高く，局所光凝固が選択肢に入ってくる．

今後の話題

1．Diabetic retinal disease

近年は，視機能，神経障害，血管障害を統合し，diabetic retinal disease と呼ばれる新たな重症度評価法が提案されている[7]．以前より DR 発症前より神経機能障害があることは知られていたが，OCT の臨床導入により，網膜における神経障害が形態的側面から存在することが明らかとなってきた．網膜内層の障害は disorganization of retinal

inner layers（DRIL）と呼ばれる層構造の不明瞭化によりシグナル伝達の障害となる可能性が示唆される．また，網膜外層の障害は EZ や ELM の消失として描出される．DR の臨床診断前から神経網膜の機能障害を生じることは，以前より知られていたが，機能と形態の両面から，改めて神経細胞の障害が存在することが明瞭となった．血管病変と併せて，neurovascular unit の障害と捉え直すことで，より正確な病態理解と治療開発の促進が期待されている．PDR と DME だけではなく，糖尿病黄斑虚血（diabetic macular ischemia：DMI）や神経変性など，新たな病態の解明が待たれる．

2．DMI 治療のための診断基準

PDR と DME に加えて，近年注目されているのが，DMI である．以前は FA 画像で評価した中心窩無血管帯の拡大を指標として，虚血性黄斑症と呼ばれていた．OCTA の登場により，傍中心窩や深層の毛細血管の状態も詳細に把握できるようになり，DMI の理解が急速に進んでいる．血管密度などの perfusion metrics と，黄斑部全体の無灌流領域などの nonperfusion metrics が，DMI の診断基準の候補として挙げられている[8]．今後の縦断研究や機能障害との関連から，最適なパラメータが明らかとなることを期待したい．

まとめ

DR 重症度に関しては，国際重症度分類を軸とし，Davis 分類と新福田分類を照らし合わせながら，臨床に活用する．DME においては，CSMEと CIDME を診断し，適宜，FA 所見や OCT 断層像を参考にする．これらの診断を的確に行うことで，個々の症例に最適な治療方針を決定することが重要である．

文　献

1) 日本糖尿病眼学会診療ガイドライン委員会：糖尿病網膜症診療ガイドライン（第 1 版）．日眼会誌，**124**：955-981，2020．

Summary 本邦初の糖尿病網膜症の診療ガイドラインであるが，重症度分類の対応表が示されている.

2）Wilkinson CP, Ferris FL 3rd, Klein RE, et al：Proposed international clinical diabetic retinopathy and diabetic macular edema disease severity scales. Ophthalmology, **110**：1677-1682, 2003.
Summary 国際重症度分類を示した文献.

3）Davis MD：Diabetic retinopathy. Current diagnosis and management of chorioretinal diseases（L' Esperance FA, ed）. CV Mosby：St. Louis, pp. 179-184, 1977.
Summary Davis 分類を記載した文献.

4）福田雅俊：糖尿病網膜症の病期分類. 堀　貞夫（編）：眼科 MOOK46 糖尿病と眼科治療. 金原出版，pp. 117-125, 1991.
Summary 新福田分類では，糖尿病網膜症の重症度にかかわる所見が詳細に記載されている.

5）Photocoagulation for diabetic macular edema. Early Treatment Diabetic Retinopathy Study report number 1. Early Treatment Diabetic Retinopathy Study research group. Arch Ophthalmol, **103**：1796-1806, 1985.
Summary Clinically significant macular edema の定義を記述した文献.

6）Wells JA, Glassman AR, Ayala AR, et al：Aflibercept, bevacizumab, or ranibizumab for diabetic macular edema. N Engl J Med, **372**：1193-1203, 2015.
Summary Center-involving diabetic macular edema の診断基準に関して，各 OCT 機器の基準値が示されている.

7）Sun JK, Aiello LP, Abràmoff MD, et al：Updating the Staging System for Diabetic Retinal Disease. Ophthalmology, **128**：490-493, 2021.
Summary 糖尿病網膜症を neurovascular unit 障害として捉え直す diabetic retinal disease の概念を提唱した文献.

8）Cheung CMG, Fawzi A, Teo KY, et al：Diabetic macular ischaemia- a new therapeutic target? Prog Retin Eye Res, **89**：101033, 2022.
Summary 糖尿病黄斑虚血に関する総説.

特集/眼科医が知っておくべき糖尿病網膜症診療ストラテジー

IV. 診 断

糖尿病における角膜障害

白石裕紀[*1]　山口剛史[*2]

Key Words：再発性角膜びらん(recurrent corneal erosion)，遷延性角膜上皮欠損(persistent epithelial defect)，神経麻痺性角膜症(neurotrophic keratopathy)，Cochet-Bonnet角膜知覚計(Cochet-Bonnet corneal esthesiometer)，角膜知覚再建術(corneal neurotization)

Abstract：糖尿病患者における角膜は一見，正常に見えても，上皮の接着不良，上皮バリア機能低下，上皮形態変化，基底膜肥厚，角膜知覚低下，内皮機能低下と多様な変化を認め，軽微なストレスに対しても点状表層角膜症，再発性角膜びらん，遷延性角膜上皮欠損，ドライアイ，神経麻痺性角膜症といった様々な所見を呈する．さらに糖尿病患者では角膜上皮の創傷治癒過程における障害が起こりやすく，一旦障害が生じると難治性で再発をすることがある．生じた障害に対して病態を理解した治療アプローチを必要とするが，「糖尿病」に対しての根本治療はできず，対症療法で対応するしかないのが現状であり，治癒に至らない症例は少なくない．近年，臨床上有効とされる治療法が登場しており，その予後が改善されることが期待される．

はじめに

　角膜は眼球の前部にある直径約10 mmの約43 Dの屈折力を持つ透明な球状の膜である．様々な全身性代謝性疾患(糖尿病，脂質代謝異常，ライソゾーム病，シスチン症，アミロイドーシスなど)では，角膜に病的変化をきたす．その多くは代謝異常によって上昇した代謝物が角膜に沈着することで生じるが，糖尿病による角膜症は高血糖による二次性の組織障害である．糖尿病は最も多い代謝性疾患で，世界人口の約6％，5億人を超えるといわれている．糖尿病性角膜症(diabetic keratopathy)は糖尿病の眼合併症のうち，糖尿病網膜症について2番目に多く，糖尿病患者の約70％に糖尿病性角膜症を合併すると報告されている[1]．したがって，重要な糖尿病の眼合併症の1つであるが，角膜びらんや角膜知覚低下など糖尿病に特異的に生じる障害でないため，真の診断がつかず，「なかなか治らない」と扱われていることもしばしばある．本稿では，糖尿病性角膜症の発症機序や病態を解説し，難治性糖尿病性角膜症をいかに治療するかを解説する．

発症機序

　糖尿病患者に角膜障害が起こる機序として，糖アルコールの蓄積がある．アルドース還元酵素はソルビトール経路(過剰のブドウ糖を処理するサルベージ経路)の主酵素でブドウ糖を糖アルコールへ変換させる酵素であるが，糖尿病ではそれが亢進し細胞内に多量の糖アルコールが蓄積する．蓄積アルコールは細胞外に出られないため浸透圧異常が起こり，細胞が機能不全，破壊に至ると考えられている[2]．またもう1つの主な機序はグリケーションである．長期に高血糖が持続することによりグリケーション(グルコースが蛋白質のア

[*1] Hiroki SHIRAISHI, 〒272-8513　市川市菅野5-11-13　東京歯科大学市川総合病院眼科
[*2] Takefumi YAMAGUCHI, 同, 教授

ミノ酸と非酵素的に結合)が生じ，終末糖化産物（advanced glycation end-products：AGEs)が形成される．細胞外基質，細胞内の蛋白質，血中蛋白が AGE 化され，AGE 化された蛋白質は肥厚，多層化し，アポトーシスを誘導するため様々な機能障害を引き起こす．糖尿病では角膜上皮でもそれらによる変化が認められており，角膜上皮細胞の機能異常，基底膜異常(肥厚，AGEs 形成)，基底膜異常による上皮接着能低下[1)3)4)]などが報告されている．また，末梢神経でもこれらの代謝障害による神経伝達低下，神経細胞内，血管内皮，周皮細胞で AGEs 形成が認められ[5)]，神経細胞脱落，血流障害による神経障害が生じるといわれており，角膜では角膜知覚低下が認められている[6)].

糖尿病性角膜症の臨床像の理解に最も重要な病態背景に角膜神経障害がある．角膜神経は三叉神経第一枝である眼神経から分岐して強膜内を通り，角膜実質深層に入り上行して上皮下神経叢を形成し，その上行枝が角膜上皮細胞層へ到達している．角膜共焦点顕微鏡(corneal confocal microscopy：CCM)は共焦点光学系を応用した顕微鏡で，厚みのある観察対象に対しても任意の深さの光学切片を得ることができる．CCM を用いて，糖尿病患者の角膜と対照群で比較した研究では，角膜神経線維密度，角膜神経分枝密度，角膜神経線維長において，すべて有意に低下していたとの報告が多い．さらには糖尿病性末梢神経障害の評価と予測に CCM が使用できる可能性も示唆され，神経麻痺性角膜症の診断においても役立つとされる[7)].

臨床所見

糖尿病患者における角膜では上皮の接着不良，上皮バリア機能低下，上皮形態変化，基底膜肥厚，角膜知覚低下，内皮機能低下と多様な病的変化を生じ，点状表層角膜症，再発性角膜びらん，遷延性角膜上皮欠損，ドライアイ，神経麻痺性角膜症といった様々な臨床所見を呈する．さらには白内障術後や硝子体術後，外傷や点眼薬の毒性などの

角膜ストレスを誘因として，糖尿病患者では創傷治癒過程における障害が起こり，角膜上皮の創傷治癒異常が顕在化しやすい．よって，一旦角膜障害が生じると難治性で再発をすることがある[8)].以下で再発性角膜びらん，遷延性角膜上皮欠損，神経麻痺性角膜症について詳しく述べる．これらを治療するうえで注意が必要な重要な 3 つの共通点がある．1 つ目は，病態の根底に神経障害があり上皮の創傷治癒が遅延することである．通常の治療では難治なことが多いため，糖尿病性角膜症が背景にあれば，治療開始時から防腐剤フリーの点眼を選択したり，上皮障害の強い抗菌剤やNSAIDs 点眼を避け，早期に羊膜移植や涙点プラグをするなどを行うほうが良い．2 つ目は炎症を起こしやすい．神経障害があると角膜上皮下や実質の免疫細胞が増加しているせいか，角膜炎症が通常の反応よりも強く出ることが多い．3 つ目は易感染性で，糖尿病性角膜症は上皮治癒が悪いだけでなく感染が起きやすく，重症化しやすい．炎症が強く出るためステロイド点眼を処方したくなるが，安易にステロイド点眼を長期に使用すると，重篤な感染性角膜炎を合併する．

1. 再発性角膜びらん(図 1)

再発性角膜びらんは角膜上皮剥離を数週〜数か月間隔で繰り返し発症する疾患である．上皮剥離を起こす病因は角膜上皮と基底膜の接着異常にあり，そのような病態に至る原因には，糖尿病の他に，外傷の既往，角膜ジストロフィ，特発性で原因不明のものなど多岐にわたる．発症は突然で激烈な痛みを伴い，夜間や起床時に多い．これは睡眠中に涙液分泌量が低下して角膜表面が乾燥状態のまま上眼瞼の結膜側に密着しているところを，起床時の瞬目による物理的刺激が加わることで角膜上皮剥離を起こすと考えられている．フルオレセイン染色で角膜上皮を診察すると，上皮欠損部は均一に染まり，びらんの範囲がはっきりとわかる．この疾患の病態は角膜上皮基底細胞と基底膜の接着異常であるため，実際の角膜上皮欠損部よりも周辺の角膜上皮が浮いていることも多く，実

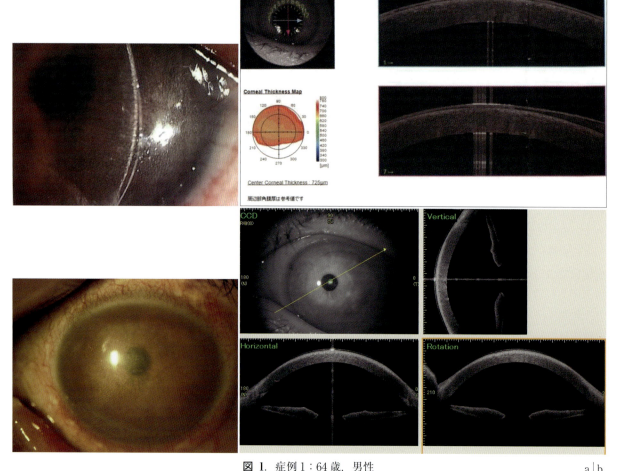

図 1. 症例 1：64 歳，男性
当院受診 3 年前に左増殖硝子体網膜症に対して硝子体手術を施行した．その後から再発性角膜びらんを発症し，治癒後に上皮接着不良を認め紹介受診となった．紹介元画像の a，b からは下方上皮に接着不良を認める．当院初診時の c，d では接着不良に起因する上皮浮腫と角膜上皮肥厚を認める．

a	b
c	d

際の上皮欠損の面積よりも広い範囲で接着異常が起きていると考えられる[9]．非発作時でも接着不良な部位では epithelial cyst があり，病変部は凸形状であることからフルオレセイン染色によりダークスポットとして描写される．

発症直後の処置としては，完全に剝離した浮腫状の上皮は再接着させるのが困難なことが多いため，点眼麻酔下で鑷子などを用いて余分な上皮を除去する．その際には自分の意図した以上に上皮が剝離していくので，必要最小限に留めるよう注意する．角膜びらんの感染予防のために抗菌薬の点眼や眼軟膏の点入を行い，疼痛管理として圧迫眼帯か 1 週間連続装用ソフトコンタクトレンズ（SCL）を装用させる．特に SCL の場合はバンテージ効果により劇的に痛みを抑えることができ，また上皮欠損，周囲のわずかに浮き上がった上皮も再接着を促すことができる．ただし，治療目的の SCL 使用の際には角膜が易感染性の状態であることを常に念頭に置き，抗菌薬点眼の併用と頻繁な外来診療でのチェックを心がけ，SCL の水濡れ性を確保するために，眼軟膏は併用しないようにする．角膜びらんの部分が上皮化しても，再度発症させないよう患者に指導するのも重要である．就寝前の眼軟膏の点入により，上眼瞼結膜と角膜上皮との瞬目による物理的刺激を減少させ，毎朝起床時における人工涙液やヒアルロン酸含有点眼を習慣化させることで，角膜表面が最も乾燥状態になる起床時の影響を最小限とすることができ

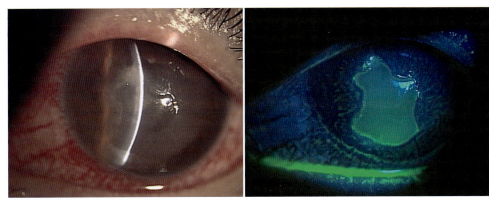

図 2. 症例 2：55 歳，男性
当院受診 3 か月前に左眼増殖糖尿病網膜症に対して硝子体手術を施行した．術後から再発性角膜びらんを発症し，PED にて紹介受診となった．強い充血と 5.2×4.0 mm の地図状の上皮欠損を認め，上皮縁は盛り上がり，上方の上皮縁に細胞浸潤を認めた．

る．上記の再発予防を徹底しても角膜びらんを繰り返し発症する患者も多くおり，治療法として手術的治療法がある．まず外来スリットランプ下でも対応可能な処置として，角膜表層穿刺(anterior stromal puncture：ASP)がある[10]．これは 26 ゲージ針などの注射針の先を白内障手術時のチストトームのごとく曲げて，接着不良になりやすい上皮ごと実質内へ約 1/4 から 1/3 まで穿刺する方法である．穿刺部の瘢痕化から上皮剥離再発を予防する効果があるが，穿刺部が淡く混濁として残ることもあるので瞳孔領の範囲には施行しないほうが無難である．上記治療に奏効しない広範囲に及ぶ角膜上皮接着不良の場合にはエキシマレーザーを用いた治療的レーザー角膜切除術(phototherapeutic keratectomy：PTK)がある[11]．ただし，角膜屈折値が遠視化したり角膜変性症がある場合には再発のリスクがあることに留意する必要がある．

2．遷延性角膜上皮欠損(persistent epithelial defect：PED)(図 2)

遷延性角膜上皮欠損(PED)は，「角膜上皮欠損が速やかに消失しない状態」と定義できる．PED と判断する角膜上皮欠損の期間は，報告によって様々であるが，1 週間または 2 週間としているものが多い．いずれにしても，角膜上皮欠損部位への角膜上皮の伸展がみられない場合，PED の状態に至っていると考えてよい[12]．角膜上皮に欠損ができると，周辺の上皮細胞が欠損部に伸展，移動して欠損部を被覆し，増殖して多層の上皮を形成することにより創傷治癒していくが，その過程のいずれかに問題が生じると角膜上皮欠損が治癒せず遷延化して PED となる．糖尿病患者では基底膜異常が生じることにより上皮細胞が接着不良となるため，上皮細胞の伸展が妨げられ，角膜知覚低下により涙液分泌が低下し，神経伝達物質が減少，上皮細胞伸展が低下することにより PED の原因となる．PED の臨床所見は，上皮欠損縁の上皮がやや混濁し盛り上がる周堤を形成する．上皮欠損は瞼裂部位に好発し，形状は楕円形を呈することが多い．上皮欠損部位は Bowman 膜が平滑にみえることが多いが，実質融解を伴っていたり debris の付着を伴っていたりすることがある．PED の定義からわかるように，PED は状態であって疾患ではなく，PED を誘導している本質的な原因が存在する．角膜上皮の伸展に直接影響する因子の異常は角膜上皮の伸展を妨げる．例えば涙液の著しい分泌低下や睫毛乱生(内反)，眼瞼の異常があると，瞬目により物理的に角膜表面を擦過するため，伸展した角膜上皮を剥がしてしまい，上皮欠損が治癒しない．また角膜上皮細胞の伸展機能を阻害する因子が存在すると，角膜上皮欠損は遷延化する．その代表的な因子として，糖尿病が存在し，他には角膜知覚神経麻痺，角膜ジストロフィなどが挙げられる．PED がみられた場合には何が角膜上皮の伸展を障害して PED に陥っているか，という病態を推測することが重要である．

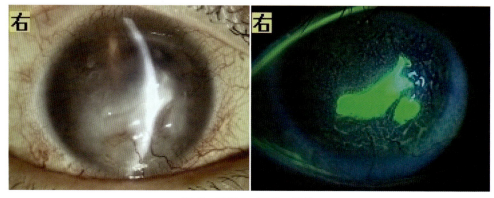

図 3. 症例 3：57 歳，男性
当院受診 3 年前に糖尿病網膜症に対して硝子体手術を施行した．受診半年前に角膜びらんが出現した．増悪を繰り返し，PED となり紹介受診．角膜知覚は右：3.0 cm，左：6.0 cm と右眼で有意に低下していた．神経麻痺性角膜症に PED を合併しており，上皮欠損部周囲に特に強い角膜瘢痕と肥厚を認め，新生血管の侵入を認めた．

そうした因子のなかで，糖尿病は最も留意すべきものであると考える．患者数も増加傾向にあり，糖尿病患者に発症する PED は治療困難で，一旦治癒できても背景となる糖尿病は完治しないので再発することもあり，また経過中に感染症を発症することもあるため，注意深い観察と慎重な管理が必要とされる．

PED の治療は，角膜上皮の伸展を妨げる要素から角膜上皮を保護することである．まず治療用 SCL の連続装用や油性眼軟膏の点入を行う．さらに，涙液分泌の著しい低下がある場合には，早期に涙点プラグの挿入や人工涙液の点眼などで眼表面に適切に涙液を分布させることも必要である．また睫毛異常や眼瞼異常により睫毛や皮膚が角膜に接触し上皮細胞の伸展を妨げている場合，SCL による保護だけでなく外科的に眼瞼異常を改善することが効果的である．また，複数の点眼薬使用中に生じた PED では，点眼薬の主剤や基剤，含有防腐剤による伸展障害の可能性もあるため，それらの薬剤の必要性を再検討し，点眼薬の休薬または中止をすることで改善がみられることもある．これら以外の要因である糖尿病や角膜知覚麻痺，角膜ジストロフィなどは根本的な治療を行うことはできず，対症療法で対応するしかないのが現状で，治癒に至らない症例は少なくない．このような状態を改善するために，様々な治療法が開発され，臨床応用されてきた．上述の従来の治療に加えて，血清点眼[13]や羊膜移植[14]も PED の治療に有効である．血清点眼は遠心分離して回収した患者血清をリン酸緩衝生理食塩水（phosphate buffered saline：PBS）で 5〜10％に希釈して用いる．羊膜移植は角膜全体を覆うように弛まないように羊膜を縫着する．これらの方法は，血清や羊膜の水分やバンデージ効果だけでなく，それらに含まれる上皮伸展因子による治療効果の促進を期待している．また，神経成長因子点眼や臍帯血清点眼なども PED の治療に有効であることが報告されており，種々の治療法が提案されている[15〜19]．これらに加えて，これまで神経成長因子[20)21)]や臍帯血清[22)23)]の点眼治療の有効性も報告されており，少しでも使用可能な治療法が増えることが望まれる．

3．神経麻痺性角膜症（図 3）

神経麻痺性角膜症は，三叉神経第一枝が何らかの原因によって障害され，角膜知覚が低下することにより角膜上皮の恒常性が破綻し，角膜上皮・実質に障害を生じる疾患である．軽症では表層点状角膜上皮炎や角膜びらんをきたし，重症例では難治性の角膜上皮創傷治癒の遅延を伴い，遷延性角膜上皮欠損に至る[24]．上皮欠損が遷延化すると実質の融解を引き起こすために角膜上皮の修復機序に障害が生じて，さらに上皮欠損が遷延化するという悪循環に陥る[25)26)]．早期に診断して適切に対処しなければ角膜穿孔や感染を併発し，実質の

瘢痕性混濁などにより視機能障害が残ることもある．神経麻痺性角膜症による典型的な上皮欠損では角膜中央からやや下方に横楕円形の実質融解を伴う潰瘍を生じる．潰瘍底および周囲の角膜実質は炎症細胞の浸潤により浮腫状に白濁し，潰瘍のエッジ部分の上皮は接着不良によりロールアップする．角膜輪部からの血管侵入も伴う．遷延化，重症化すれば前房内炎症や前房蓄膿がみられることもある[25]．角膜知覚が低下しているため，疼痛の訴えは所見のわりに比較的軽度，あるいは痛みを全く訴えないこともある．そのため，自覚症状は主に視力低下である．検査としてCochet-Bonnet角膜知覚計が重要である．検査は必ず両眼行うべきであり，脳腫瘍やヘルペス感染などの場合は片眼で著明に角膜知覚が低下しており，糖尿病やコンタクトレンズ装用に伴うものでは両眼同程度に軽度低下していることが多い[27]．角膜知覚障害の原因として，糖尿病の他に，角膜ヘルペス，熱・化学外傷，頭蓋内病変（脳外科手術後），先天性三叉神経低形成などが挙げられる．神経麻痺性角膜症の原因について，Saadらによるフランスの神経麻痺性角膜症354眼の疫学研究では[28]，原因として角膜ヘルペスが114眼と最も多く（32.2%），糖尿病が37眼（10.5%）であったと報告している．

治療法として障害された三叉神経自体に対する根治療法は現時点ではなく，対症療法が基本になる．保存療法としては人工涙液点眼，油性眼軟膏点入，強制閉瞼（ガーゼ眼帯やメパッチ®クリアなど），治療用SCL装用などがある．外科的治療としては瞼板縫合，羊膜移植，結膜被覆，角膜移植などがあるが，整容面や視機能の観点からその適応には慎重にならなければならない．神経麻痺性角膜症の治療における後ろ向き研究では，点眼治療や涙点プラグ挿入の他に，重症例では角膜移植や羊膜移植を行って検討された．治療前と比べて治療後視力の平均値は有意に改善したものの，すでに角膜上皮障害が慢性化し瘢痕形成して紹介される症例が比較的多かったこともあり，約半数が

0.1以下の視力となり重度の視力後遺症がみられた．国内での神経麻痺性角膜症の早期診断・早期治療の重要性の周知が必要と考えられた．このように，これまで神経麻痺性角膜症は難治性で根本的な治療法のない疾患であったが，世界の動向を俯瞰すると，分子生物学的な知見が進み[29]，今後大きく変わろうとしている．近年，米国食品医薬品局（Food and Drug Administration：FDA）でヒト神経成長因子（recombinant nerve growth factor：rNGF）点眼薬であるCenegermine（Oxervate®，Dompé）が治療薬として認可された[30]．また2009年にTerzisらが報告した角膜知覚再建術（corneal neurotization）[31]が様々な術式改良を経て世界的に普及しつつあり，2015年以降，海外では角膜知覚再建術の報告が急速に増えている[32]〜[36]．NGFは涙液と神経の機能を改善させ，角膜上皮と感覚神経の再生を刺激することで神経麻痺性角膜症を改善させる．実際にFDAでrNGF点眼薬であるOxervate®が神経麻痺性角膜症の治療薬として認可され[30]，角膜知覚再建術（corneal neurotization）も術式改良を経て，低侵襲な術式として世界的に普及しつつある[31]〜[36]．これまで様々な治療法の開発が試みられた歴史のうえに，近年，臨床上有効とされる治療法が登場しており，その予後が改善されることが期待される．

文　献

1) Schultz RO, Van Horn DL, Peters MA, et al：Diabetic keratopathy. Trans Am Ophthalmol Soc, **79**：180-199, 1981.

2) 眞鍋禮三監，木下　茂，大橋裕一編：糖尿病角膜症．角膜クリニック．医学書院，p.70，1990.

3) Taylor HR, Kimsey RA：Corneal epithelial basement membrane changes in diabetes. Invest Ophthalmol Vis Sci, **20**：548-553, 1981.

4) Kaji Y, Usui T, Oshika T, et al：Advanced glycation end products in diabetic corneas. Invest Ophthalmol Vis Sci, **41**：362-368, 2000.

5) Schultz RO, Peters MA, Sobocinski K, et al：Diabetic corneal neuropathy. Trans Am Oph-

thalmol Soc, **81**：107-124, 2009.

6) 薗村有紀子，横井則彦：糖尿病角膜症における遷延性角膜上皮欠損．あたらしい眼科，**28**(12)：1709-1710，2011.

7) Gad H, Petropoulos IN, Khan A, et al：Corneal confocal microscopy for the diagnosis of diabetic peripheral neuropathy：A systematic review and meta-analysis. J Diabetes Investig, **13**(1)：134-147, 2022.

8) 大鹿哲郎監・編，外園千恵編：糖尿病角膜症．眼疾患アトラスシリーズ　第1巻　前眼部アトラス．総合医学社，pp. 182-183，2019.

9) 内野裕一，島崎　潤，横井則彦：再発性角膜上皮びらん．あたらしい眼科，**27**(7)：925-926, 2010.

10) Mclean EN, MacRae SM, Rich LF：Recurrent erosion. Treatment by anterior stromal puncture. Ophthalmology, **93**：784-788, 1986.

11) Jain S, Austin DJ：Phototherapeutic keratectomy for treatment of recurrent corneal erosion. J Cataract Refract Surg, **25**：1610-1614, 1999.

12) 森重直行：遷延性角膜上皮欠損．眼科グラフィック，**6**(1)：14-18，2017.

13) Tsubota K, Goto E, Shimmura S, et al：Treatment of persistent corneal epithelial defect by autologous serum application. Ophthalmology, **106**(10)：1984-1989, 1999.

14) Prabhasawat P, Tesavibul N, Komolsuradej W：Single and multilayer amniotic membrane transplantation for persistent corneal epithelial defect with and without stromal thinning and perforation. Br J Ophthalmol, **85**(12)：1455-1463, 2001.

15) Nishida T, Ohashi Y, Awata T, et al：Fibronectin. A new therapy for corneal trophic ulcer. Arch Ophthalmol, **101**(7)：1046-1048, 1983.

16) Nishida T, Nakagawa S, Manabe R：Clinical evaluation of fibronectin eyedrops on epithelial disorders after herpetic keratitis. Ophthalmology, **92**(2)：213-216, 1985.

17) Nishida T, Chikama T, Morishige N, et al：Persistent epithelial defects due to neurotrophic keratopathy treated with a substance p-derived peptide and insulin-like growth factor 1. Jpn J Ophthalmol, **51**(6)：442-447, 2007.

18) Yamada N, Matsuda R, Morishige N, et al：Open clinical study of eye-drops containing tetrapeptides derived from substance P and insulin-like growth factor-1 for treatment of persistent cor-

neal epithelial defects associated with neurotrophic keratopathy. Br J Ophthalmol, **92**(7)：896-900, 2008.

19) Yamada N, Morishige N, Yanai R, et al：Open clinical study of eye drops containing the fibronectin-derived peptide PHSRN for treatment of persistent corneal epithelial defects. Cornea, **31**(12)：1408-1413, 2012.

20) Lambiase A, Rama P, Aloe L, et al：Management of neurotrophic keratopathy. Curr Opin Ophthalmol, **10**(4)：270-276, 1996.

21) Bonini S, Lambiase A, Rama P, et al：Topical treatment with nerve growth factor for neurotrophic keratitis. Ophthalmology, **107**(7)：1347-1351；discussion 1351-1352, 2000.

22) Vajpayee RB, Mukerji N, Tandon R, et al：Evaluation of umbilical cord serum therapy for persistent corneal epithelial defects. Br J Ophthalmol, **87**(11)：1312-1316, 2003.

23) Yoon KC, Heo H, Jeong IY, et al：Therapeutic effect of umbilical cord serum eyedrops for persistent corneal epithelial defect. Korean J Ophthalmol, **19**(3)：174-178, 2005.

24) 山口剛史，笠松広嗣，松前　洋ほか：神経麻痺性角膜症の臨床像と治療予後．日眼会誌，**127**(1)：26-31，2023.

25) Sacchetti M, Lambiase A：Diagnosis and management of neurotrophic keratitis. Clin Ophthalmol, **8**：571-579, 2014.

26) 西田輝夫：角膜：その静と動．日眼会誌，**112**：179-213，2008.

27) 三笘香穂里，近間泰一郎：神経眼科疾患と鑑別が必要な疾患 角膜編～角膜疾患と神経～．神経眼科，**40**(1)：11-16，2023.

28) Saad S, Abdelmassih Y, Saad R, et al：Neurotrophic keratitis：frequency, etiologies, clinical management and outcomes. Ocul Surf, **18**：231-236, 2020.

29) Ruiz-Lozano RE, Hernandez-Camarena JC, Loya-Garcia D, et al：The molecular basis of neurotrophic keratopathy：Diagnostic and therapeutic implications. A review. Ocul Surf, **19**：224-240, 2021.

30) Pflugfelder SC, Massaro-Giordano M, Perez VL, et al：Topical recombinant human nerve growth factor(cenegermin) for neurotrophic keratopathy：a multicenter randomized vehicle-controlled

pivotal trial. Ophthalmology, **127**：14-26, 2020.

31）Terzis JK, Dryer MM, Bodner BI：Corneal neurotization：a novel solution to neurotrophic keratopathy. Plast Reconstr Surg, **123**：112-120, 2009.

32）Liu CY, Arteaga AC, Fung SE, et al：Corneal neurotization for neurotrophic keratopathy：review of surgical techniques and outcomes. Ocul Surf, **20**：163-172, 2021.

33）Elbaz U, Bains R, Zuker RM, et al：Restoration of corneal sensation with regional nerve transfers and nerve grafts：a new approach to a difficult problem. JAMA Ophthalmol, **132**：1289-1295, 2014.

34）Leyngold IM, Yen MT, Tian J, et al：Minimally invasive corneal neurotization with acellular

nerve allograft：surgical technique and clinical outcomes. Ophthalmic Plast Reconstr Surg, **35**：133-140, 2019.

35）Park JK, Charlson ES, Leyngold I, et al：Corneal neurotization：a review of pathophysiology and outcomes. Ophthalmic Plast Reconstr Surg, **36**：431-437, 2020.

36）Fogagnolo P, Giannaccare G, Bolognesi F, et al：Direct versus indirect corneal neurotization for the treatment of neurotrophic keratopathy：a multicenter prospective comparative study. Am J Ophthalmol, **220**：203-214, 2020.
Summary　神経麻痺性角膜症の治療における角膜神経再建術の2つの手法の安全性と有効性を比較した文献.

特集/眼科医が知っておくべき糖尿病網膜症診療ストラテジー

IV. 診　断

糖尿病と虚血性視神経症，眼運動神経麻痺

前久保知行*

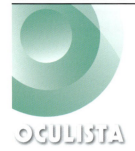

Key Words : 虚血性視神経症(ischemic optic neuropathy)，非動脈炎性前部虚血性視神経症(nonarteritic anterior ischemic optic neuropathy)，眼運動神経麻痺(ocular motor nerve palsies)，Wolfram 症候群(Wolfram syndrome)

Abstract : 非動脈炎性前部虚血性視神経症(nonarteritic anterior ischemic optic neuropathy : NAION)と循環障害性眼運動神経麻痺において糖尿病は重要な発症危険因子である．高血糖状態に基づく細小血管障害はポリオール代謝亢進，糖化，protein kinase C 活性異常，酸化ストレスなど種々のメカニズムにより生じる．また，大血管障害による動脈硬化も発症リスクを上げることにつながる．NAION は片眼性，急性視神経症の代表疾患であり視神経乳頭の循環障害部に一致し区画性視野障害を認める．眼運動神経麻痺は糖尿病患者の 0.4％で発症し，循環障害性の症例では高率に糖尿病を合併している．障害神経は非罹患者と比較すると動眼神経が障害されやすく，滑車神経は障害されにくいと考えられているが，病態的意義は不明である．両疾患で糖尿病検査歴のない症例では積極的に検査を行ったほうがよい．また，最後に覚えておくべき神経眼科疾患として小児期に発症するインスリン依存性糖尿病(IDDM)と視神経萎縮を主症状とし，常染色体潜性遺伝形式をとる疾患である Wolfram 症候群についてもまとめる．

はじめに

非動脈炎性前部虚血性視神経症(nonarteritic anterior ischemic optic neuropathy : NAION)[1)2)]，循環障害性眼運動神経麻痺において糖尿病は重要な発症危険因子である．今回，糖尿病と NAION，眼運動神経麻痺について，そして覚えておくべき神経眼科疾患として小児期に発症する糖尿病と視神経萎縮を主症状とし，常染色体潜性遺伝形式をとる疾患である Wolfram 症候群についてまとめる．

各　論

1. 虚血性視神経症(図 1)

虚血性視神経症(ischemic optic neuropathy : ION)は前部虚血性視神経症(anterior ischemic optic neuropathy : AION)と後部虚血性視神経症(posterior ischemic optic neuropathy : PION)に分けられる．AION は視神経乳頭部における短後毛様動脈の虚血もしくは低灌流が原因である．急性に片眼性の重篤な視機能障害を生じ，relative afferent pupillary defect(RAPD)陽性や視神経乳頭腫脹を認める．PION は視神経鞘軟膜毛細血管叢の分枝に虚血，低灌流が生じる疾患であり，発症直後には視神経所見に乏しく，後に視神経萎縮を呈する．そのため，PION の診断は他の視神経疾患の除外を行った後に診断となる．ION においては圧倒的に AION が多い．ION の病因として巨細胞性動脈炎などを背景にして血管閉塞が生じるもの(arteritic AION : A-AION)と，血管性危険因子による非動脈炎性に血管閉塞が生じるもの

---

* Tomoyuki MAEKUBO, 〒462-0825　名古屋市北区大曽根 3-14-20　眼科三宅病院，副院長

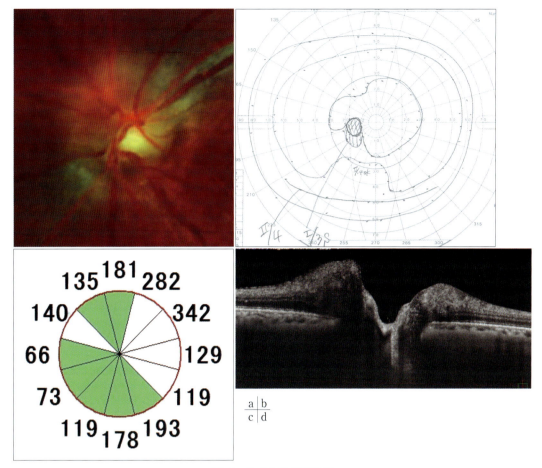

図 1. 左虚血性視神経症
70代,男性. 10年以上の糖尿病罹患歴あり. 起床時に左眼下方の視野異常を自覚した.
　　a：眼底写真. 上方の乳頭腫脹を認める.
　　b：ゴールドマン動的視野. 左下方の視野障害を認める.
　　c：OCT pRNFL厚. 左上耳側を中心としたpRNFLの肥厚を認める.
　　d：OCT乳頭部line scan. 視神経乳頭の腫脹を認める.

(NAION)に分類される. 糖尿病は主に非動脈炎性の危険因子となり, AION, PIONともに発症リスクを上昇させることが知られている[3]. A-AIONに対して, 無治療で観察対応をしていると短期間のうちに両眼に発症し失明の危険性のある疾患であることから, 早急にA-AIONを除外しておくことは重要である.

＜糖尿病とNAION＞

NAIONは2.3～10.2人/10万人の発症率[4)5)]であり, 年齢は平均61.0±12.3歳で, 男女比としては6:4とされる[6]. 糖尿病以外の危険因子として, 高血圧, 夜間低血圧, 虚血性心疾患, 脳血管障害, 睡眠時無呼吸症候群, 片頭痛などが挙げられる. 糖尿病との関連をみると糖尿病はNAION患者の8～37％に合併し[7], 発症におけるodd比は1.64との報告もある[8]. これは, 高血糖状態がポリオール経路やadvanced glycation end products (AGEs), 酸化ストレスの増加, protein kinase C (PKC)-β経路, 血管新生因子のような種々の生化学的異常により灌流不全を生じるとされ, また毛細血管閉塞を引き起こす白血球うっ滞も生じさせる. このため, 視神経乳頭部の血流不全が生じNAIONが発症すると考えられている.

糖尿病罹患の有無による発症年齢には有意差はないとされる. 僚眼への発症は糖尿病罹患者が有意に多い. 発症後すぐの視力には差はないものの糖尿病罹患群では2週間後の視野改善率が悪い. 6か月までの視機能障害の程度は罹患群と非罹患

群では有意差はなかったが，乳頭浮腫の改善までの期間が非罹患群（7.6週）に対して，罹患群（8.7週）のほうが有意に長い結果が報告されている[3]．

動脈炎性（A-AION）における糖尿病罹患との関連を示唆する報告は未だみられないが，原因となる巨細胞性動脈炎との関連を示唆する報告は数報ある．米国における68歳以上の集団において，糖尿病罹患群と糖尿病非罹患群との間での巨細胞性動脈炎の発症ハザード比は2.0とする報告[9]があり，糖尿病罹患が発症頻度を増加させる可能性が示唆されている．一方で糖尿病に伴うサイトカインの変化やT cell応答変化，樹状細胞機能の障害に関連し巨細胞性動脈炎に対して保護的作用を持つ可能性を示す報告もされており，結論は出ていない[10][11]．

NAIONに対する治療では，ステロイド治療をするかが論点となることが多い．2008年にHayrehらが600例を超える多数例の検討で無治療群と治療群において，乳頭浮腫の改善期間は8.6週に対して6.8週と短縮され，視力改善率は40.5%に対し69.8%と有意に改善，視野改善率は24.5%に対し40.5%であったと報告した[12]．NAIONでは発症早期の旺盛な乳頭腫脹のため，篩状板の部位における神経線維の圧迫性障害"compartment syndrome"によって，二次性障害が生じると考えられている．それに対し，この報告はステロイドが乳頭腫脹を早期改善させることで視機能障害を軽減する可能性を示した．しかし，注意しなければならないのはこの報告がランダマイズされておらず，後ろ向き研究であり，無治療群に入った症例は全身的な危険因子を多く合併したということである．また，そもそもステロイドが虚血性疾患に効果がある機序に明確な答えが出ていないことからも批判的な声もあり，特に糖尿病を基礎疾患に持つ患者に対してのステロイド投与は明らかなエビデンスがないなかでは躊躇されるものである．

糖尿病性乳頭症については疾患として虚血性視神経症に含めるべきであるのか意見が分かれる．

糖尿病性乳頭症における病態は未だ不明確であるが，基本的な病態は視神経乳頭表層における血流不全による軸索流の停滞が生じることで起きる乳頭腫脹と考えられる．多くは1型糖尿病などの若年者に両眼性で発症し，乳頭所見としては乳頭腫脹とともに網膜血管拡張を伴う．軸索流の停滞による機能障害も軽度で，自然改善率が高い．この点では2型糖尿病を背景とした高齢者に発症するAIONとは病態の異なるものと考えられる．

糖尿病性乳頭症では両眼性の乳頭腫脹となり，視野障害も盲点拡大程度の軽度の障害であることから臨床的にはうっ血乳頭との鑑別が重要となる．診断に苦慮する場合では頭部画像検査を行う必要がある．

2．糖尿病と眼運動神経麻痺（図2）

糖尿病性眼運動神経麻痺は糖尿病による微小血管障害により生じ，その他の神経麻痺の原因となりうる腫瘍性，動脈瘤性，外傷性，先天性などの背景が除外されることによって診断される．脳神経麻痺は糖尿病患者の約1%で認められる[13]とされ，そのなかで眼運動神経麻痺（動眼神経，滑車神経，外転神経麻痺）は糖尿病患者の0.4%で生じる報告となっており[14]，糖尿病患者全体から考えると多い数ではないが，脳神経麻痺のなかでは眼運動神経が侵されやすいといえる．またTriglerらの報告では眼運動神経麻痺のなかで糖尿病の関与が疑われたものが13.7%であり[15]，また循環障害性と判断された症例での糖尿病罹患率が41%とされ[16]，循環障害性眼運動神経麻痺の症例では高率に糖尿病が合併しているものと考えたほうがよく，検査歴がない症例では積極的に糖尿病検査をしたほうが良い．罹患者は非罹患者の約10倍発症率が高いと考えられている[17]．Akagiらの本邦における眼運動神経麻痺全体での疫学報告では，動眼神経麻痺は循環障害性35%，動脈瘤16%，外傷性16%，腫瘍性8%，滑車神経麻痺は外傷性37%，循環障害性32%，先天性7%，外転神経麻痺は循環障害性36%，腫瘍性22%となっており，50歳以上の症例では循環障害性の割合が増えることが

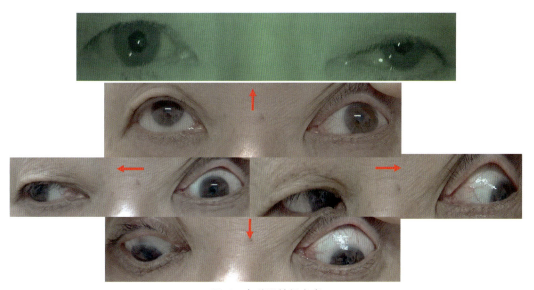

図 2. 左動眼神経麻痺
60代,女性.20年以上の糖尿病罹患歴あり.HbA1c 6.7%
a:正面眼位写真.左外下斜視,左眼瞼下垂を認めるが瞳孔不同は認められない.
b:眼球運動写真(左上眼瞼挙上).左眼内転,上転,下転に障害を認める.

示されている[18]. 糖尿病罹患者の障害神経は動眼神経麻痺が43.3%,滑車神経麻痺が6.7%,外転神経麻痺は50%との報告があり[15],眼運動神経麻痺全体の疫学から考え,糖尿病合併の症例では動眼神経麻痺が生じやすく,滑車神経麻痺は生じにくいとも考えられるが病態的意義は不明である.

糖尿病性動眼神経麻痺を非糖尿病性と比較した場合の1つの特徴として瞳孔括約筋障害が生じないもしくは軽度であり,対光反応が維持される点が挙げられる.これは,循環障害性では動眼神経の表層への血液供給が保たれることで,表層に存在する瞳孔への線維は温存され,神経の中心部のみが障害の影響を受けやすいためだと考えられている[19]. 糖尿病性動眼神経麻痺における瞳孔障害率は22~32%である報告[20)~22)]がある一方で,動脈瘤性では51~71%と報告されている[23)24)]. 瞳孔不同に関して,糖尿病性の瞳孔不同では2mm以上の瞳孔不同差は生じず,動脈瘤性であると対光反応が完全に消失する症例が多いことからその点が鑑別に有用とする考え方[20]もある.しかしながら,瞳孔障害回避の所見は循環障害性を強く疑う所見とはいえるが,確実な鑑別にはつながらないため動眼神経麻痺では動脈瘤をまず念頭に画像的除外は必須となると筆者は考えている.

また興味深い報告もあり,糖尿病性眼運動神経麻痺を生じた症例における糖尿病網膜症レベルは年齢・性別・糖尿病コントロールでマッチさせた眼運動神経麻痺を発症していない糖尿病群コントロールと比較し,軽度であった報告がある[15)25)]. またLazzaroniらは44例の糖尿病性動眼神経麻痺患者において血糖コントロールの状態と腎機能,網膜症の発症と相関は認めなかったと報告している[26]. 同じく微小血管障害と考えられている眼運動神経麻痺と網膜症ではメカニズムの違いがある可能性が高い.考えようによっては,眼運動神経麻痺は糖尿病のコントロールが比較的良くても生じえて,網膜症の病期は軽度であるとも考えられる.

3. 糖尿病とWolfram症候群[27]

Wolfram症候群は小児期に発症する糖尿病と視神経萎縮を主様症状とする常染色体潜性遺伝形式をとる遺伝性疾患である(表1). 糖尿病,視神経萎縮以外にも尿崩症,感音性難聴,尿路異常,多彩な精神・神経症状,脳幹・小脳萎縮などを合併することが知られている.参考項目を含む主要徴候(Diabetes Insipidus(尿崩症),Diabetes Mellitus(糖尿病),Optic Atrophy(視神経萎縮),Deafness(難聴)の頭文字を取って,DIDMOAD症候群

表 1. Wolfram 症候群診断基準

```
＜診断基準＞
診断例を対象とする.
主要項目
1. 糖尿病(通常，30 歳未満で発症し，インスリン依存状態に至る.)
2. 視神経萎縮
3. 遺伝子診断により，WFS1 遺伝子に変異が証明される.
参考項目
1. 感音性難聴
2. 中枢性尿崩症
3. 尿路異常(水腎症，尿管の拡大，無力性膀胱など)
4. 神経症状(脳幹・小脳失調，ミオクローヌスなど)
5. 精神症状(うつ，情動障害など)
診断
主要項目1から3のうち2つ以上を満たすことにより診断する.
視神経萎縮は，徐々に進行する両眼の視力障害と，眼底検査での視神経乳頭蒼白所見をもって診
断する.
中心フリッカー検査での閾値低下・視野検査での暗点や視野欠損を参考とする.
参考項目にあげた徴候を種々の組み合わせで合併する. 主要項目の1または2に加えて参考項目
のいずれか1つ以上の合併が見られた場合は疑い例としてその他の症状の発現を注意深く観察
するとともに，同意取得を得て WFS1 遺伝子検査を行うことが望ましい.
```

(厚生労働省作成：概要・診断基準「233 ウォルフラム症候群」より)

とも呼ばれる. 糖尿病はインスリン依存状態となるが抗 GAD 抗体は陰性を示すのもポイントであり，インスリンも完全には廃絶しないこともある. 70％の患者で WFS1（Wolfram Syndrome Ⅰ）遺伝子の変異が見つかり，この遺伝子は小胞体内タンパク質をコードしており，その機能維持に重要と考えられている. 根本的な治療方法は確立されていないものの診断を行うことで早期の対症療法(インスリン療法・デスモプレッシン療法)，支持療法を行うことができることから重要となる.

文 献

1) Hayreh SS：Terminology and types of ischemic optic neuropathy. Ischemic Optic Neuropathies. Springer：Berlin, pp. 1-4, 2011.

2) Miller NR, Newman NJ, Biousse V, et al(eds)：Ischemic optic neuropathies. Walsh and Hoyt's Clinical Neuro-Ophthalmology The Essentials. Lippincott Williams & Wilkins：Philadelphia, pp. 162-175, 2008.

3) Hayreh SS, Zimmerman MB：Nonarteritic anterior ischemic optic neuropathy：clinical characteristics in diabetic patients versus nondiabetic patients. Ophthalmology, 115：1818-1825, 2008.

4) Johnson LN, Arnold AC：Incidence of nonarteritic and arteritic anterior ischemic optic neurop-

athy. Population-based study in the state of Missouri and Los Angels County. J Neuroophthalmol, 14：38-44, 1994.

5) Hattenhauer MG, Leavitt JA, Hodge DO, et al：Incidence of nonarteritic anterior ischemic optic neuropathy. Am J Ophthalmol, 123：103-107, 1997.

6) Hayreh SS, Jonas JB, Zimmerman MB：Nonarteritic anterior ischemic optic neuropathy and tobacco smoking. Ophthalmology, 114：804-809, 2007.

7) Hayreh SS：Clinical features of Non-Arteritic anterior ischemic optic neuropathy. Ischemic optic neuropathies. Springer：Berlin, pp. 337-388, 2011.

8) Chen T, Song D, Shan G, et al：The association between diabetes mellitus and nonarteritic anterior ischemic optic neuropathy：a systematic review and meta-analysis. PLoS One, 8：e76653, 2013.

9) Abel AS, Yashkin AP, Sloan FA, et al：Effect of diabetes mellitus on giant cell arteritis. J Neuroophthalmol, 35：134-138, 2015.

10) Matthews JL, Gilbert DN, Farris BK, et al：Prevalence of diabetes mellitus in biopsy-positive giant cell arteritis. J Neuroophthalmol, 32：202-206, 2012.

11) Gonzalez-Gay MA, Pineiro A, Gomez-Gigirey A, et al：Influence of traditional risk factors of ath-

erosclerosis in the development of severe ischemic complications in giant cell arteritis. Medicine, **83**：342-347, 2004.

12）Hayreh SS, Zimmerman MB：Nonarteritic anterior ischemic optic neuropathy：role of systemic corticosteroid therapy. Graefe's Arch Clin Exp Ophthalmol, **246**：1029-1046, 2008.

13）Watanabe K, Hagura R, Akanuma T, et al：Characteristic of cranial nerve palsies in diabetic patients. Diabetes Res Clin Pract, **10**：19-27, 1990.

14）Greco D, Gambina F, Maggio F：Ophthalmoplegia in diabetes mellitus：a retrospective study. Acta Diabetol, **46**：23-26, 2009.

15）Trigler L, Siatkowski RM, Oster AS, et al：Retinopathy in patients with diabetic ophthalmoplegia. Ophthalmology, **110**：1545-1550, 2003.

16）Wilker SC, Rucker JC, Newman NJ, et al：Pain in ischaemic ocular motor nerve palsies. Br J Ophthalmol, **93**：1657-1659, 2009.

17）Jung JS, Kim DH：Risk factors and prognosis of isolated ischemic third, fourth, or sixth cranial nerve palsies in the Korean population. J Neuro-ophthalmol, **35**：37-40, 2015.

18）Akagi T, Miyamoto K, Kashii S, et al：Cause and prognosis of neurologically isolated third, fourth, sixth cranial nerve dysfunction in cases of oculomotor palsy. Jpn J Ophthalmol, **52**：32-35, 2008.
Summary　本邦における眼運動神経麻痺の疫学をまとめた重要な文献.

19）Dreyfus M, Hakim S, Adams RD：Diabetic ophthalmoplegia.；report of case, with postmortem study and comments on vascular supply of human oculomotor nerve. AMA Arch Neurol Psychiatry, **77**：337-349, 1957.

20）Dhume KU, Paul KE：Incidence of pupillary involvement, course of anisocoria and ophthalmoplegia in diabetic oculomotor nerve palsy. Indian J Ophthalmol, **61**(1)：13-17, 2013.

21）Green WR, Hackett ER, Schlezinger NS：Neuro-ophthalmologic evaluation of oculomotor nerve paralysis. Arch Ophthalmol, **72**：154-167, 1964.

22）Jacobson DM：Pupil involvement in patients with diabetes-associated oculomotor nerve palsy. Arch Ophthalmol, **116**：723-727, 1998.

23）Keane JR：Aneurysms and third nerve palsies. Ann Neurol, **14**：696-697, 1983.

24）Kissel JT, Burde RM, Klingele TG, et al：Pupil sparing oculomotor palsies with internal carotid-posterior communicating aneurysms. Ann Neurol, **13**：149-154, 1983.

25）Acaroglu G, Akinci A, Zilelioglu O：Retinopathy in patients with diabetic ophthalmoplegia. Ophthalmologica, **222**：225-228, 2008.

26）Lazzaroni F, Laffi G, Galuppi V, et al：Paralysis of oculomotor nerves in diabetes mellitus：a retrospective study of 44 cases. Rev Neurol, **149**：571-573, 1993.

27）Liu GT, Volpe NJ, Galetta S：DIDMOAD(Wolfram syndrome), Visual loss：optic neuropathies. Neuro-Ophthalmology：Diagnosis and management-2nd ed. Amsterdam：Elsevier, p. 129, 2010.

Monthly Book
OCULISTA
オクリスタ

2024. **3**月増大号
No. **132**

眼科検査機器はこう使う！

編集企画
二宮欣彦
行岡病院副院長

2024年3月発行　B5判　170頁
定価5,500円（本体5,000円＋税）

この一冊で機器の使い方をマスター！
8つに細分化して項目立てされた
本特集は**様々な疾患における**
診断や評価、検査方法などを詳説！
豊富な図写真でわかりやすく、
エキスパート達の最新知見も
盛り込まれており、日常診療に役立つ
眼科医必携の増大号特集です。

目　次
Ⅰ．視機能検査
・視機能検査
Ⅱ．屈折・光学検査
・高次収差（波面センサー）
Ⅲ．視野検査
・ハンフリー静的視野検査
Ⅳ．眼軸長測定検査
・白内障手術のための光学式眼軸長測定装置
・近視進行管理に必要な光学式眼軸長測定装置
Ⅴ．広角眼底撮影
・外科的病態
・内科的病態
Ⅵ．前眼部OCT
・角膜診療
・白内障手術
・ICL手術のレンズサイズ決定における前眼部OCTの活用
・緑内障（隅角）
・緑内障（手術）
Ⅶ．OCT
・緑内障
・黄斑上膜, 黄斑円孔, 分層黄斑円孔
・Age related macular degeneration（加齢黄斑変性）
・網膜循環
・病的近視
・OCTアンギオグラフィー
Ⅷ．疾患別検査
・ドライアイの検査
・円錐角膜, 診断・治療のための検査

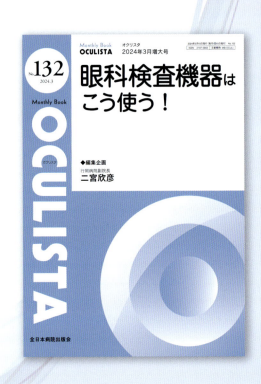

全日本病院出版会
〒113-0033　東京都文京区本郷 3-16-4　Tel：03-5689-5989
www.zenniti.com　　　　　　　　　　　Fax：03-5689-8030

特集/眼科医が知っておくべき糖尿病網膜症診療ストラテジー

V. 治 療

糖尿病網膜症・糖尿病黄斑浮腫に対するレーザー治療

野崎実穂*

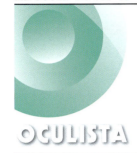

Key Words: 汎網膜光凝固(panretinal photocoagulation:PRP), 閾値下凝固(subthreshold laser), 局所凝固(focal laser), 格子状凝固(grid laser), 毛細血管瘤(microaneurysms)

Abstract: 近年, 抗血管内皮増殖因子(vascular endothelial growth factor:VEGF)薬が登場し, 糖尿病網膜症・糖尿病黄斑浮腫(diabetic macular edema:DME)診療における網膜光凝固治療の位置づけが変化してきている. 米国では, すでに糖尿病網膜症の治療薬として, 抗VEGF薬が承認されており, レーザー治療を施行される割合が低下してきている. 一方, 通院が途絶えた場合, 汎網膜光凝固を施行されていない患者は, 牽引性網膜剥離や新生血管による合併症により, 視力低下をきたすことも明らかとなり, レーザー治療の重要性も再認識されている.

本稿では, 糖尿病網膜症, DMEに対するレーザー治療の歴史的背景から, 抗VEGF薬がDME治療の主流となっている現在のレーザー治療の役割について解説する.

糖尿病網膜症に対するレーザー治療

1. 汎網膜光凝固

1981年, The Diabetic Retinopathy Study Research Group[1]が汎網膜光凝固(panretinal photocoagulation:PRP)を行うことにより, 増殖糖尿病網膜症患者の重篤な視力低下を防ぐことを報告して以降, PRPは糖尿病網膜症治療のgolden standardとなってきた. PRPの奏効機序は, 網膜光凝固により, 網膜色素上皮および視細胞が熱凝固され, 網膜外層の酸素消費が減少するため, 脈絡膜から網膜外層に供給される酸素が, 凝固斑を通過して網膜内層に届き, 網膜内層の酸素分圧が改善, VEGF産生が減少し, 血管透過性の減少, 新生血管の抑制につながると考えられている.

現在我が国におけるPRPの適応は, 重症非増殖糖尿病網膜症(無灌流領域が3象限以上ある場合), 増殖糖尿病網膜症とされている[2]. 一方米国では, 増殖糖尿病網膜症のうち, 重度の新生血管や硝子体出血を生じているハイリスク増殖糖尿病網膜症がPRPの適応となっており, 我が国よりPRPを施行するのが, より重症になってからという違いがある[2]. さらに, DMEに対して抗VEGF薬治療を継続すると, 糖尿病網膜症が改善するため, 米国では糖尿病網膜症の治療に, 抗VEGF薬が承認されている. PRPよりも, 抗VEGF薬のほうが硝子体手術に至る症例が少ないこと, 視力の改善が得られることなど, PRPよりも抗VEGF薬のほうが優れている報告[3]が相次いでおり, 米国では, PRPを施行せずに抗VEGF薬のみで治療を受ける症例が激増している.

一方, 日常臨床では, 糖尿病網膜症患者の通院が途絶えることをときどき経験する. 米国から, PRPを施行せず抗VEGF薬治療のみを受けてい

---

* Miho NOZAKI, 〒464-8547 名古屋市千種区若水1-2-23 名古屋市立大学医学部附属東部医療センター視覚科学, 教授/同眼科・レーザー治療センター, センター長

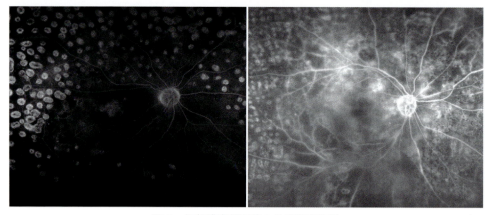

図 1. 汎網膜光凝固後の蛍光眼底造影　　　　　　　　　　　　　　　　a│b
　a：従来凝固による凝固斑．周辺にいくほど拡大傾向である．
　b：パターンスキャンレーザー凝固による凝固斑．凝固斑は従来凝固よりやや
　　小さく，無灌流領域が残存しており光凝固追加が必要な状態である．

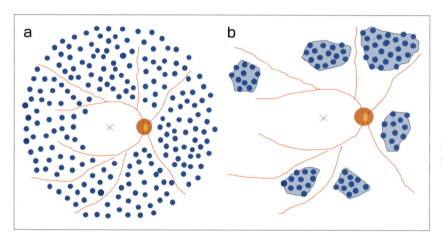

図 2．
汎網膜光凝固(a)と選択的光凝固(b)
　a：汎網膜光凝固
　b：無灌流領域にのみ光凝固を
　　行う．

た患者が途中で治療を中断すると，PRP 施行群と比べ，虹彩新生血管，牽引性網膜剝離が多く，有意に最終視力が不良であったと報告されている[4]．我が国では，糖尿病網膜症に対して抗 VEGF 薬は適応ではないが，実臨床では，患者の背景も考え，PRP が必要と思われる場合は，タイミングを逃さず，PRP を施行することが重要と考える．

パターンスキャンレーザーは，従来のレーザーよりも痛みが少ない治療ができるため，照射数の多い PRP の際，特に有用である．一方，パターンスキャンレーザーの高出力・単照射時間設定では，従来の凝固設定に比べて，瘢痕拡大が少なく[2]（図1），虚血の改善に時間がかかる可能性もあるため，従来凝固より多くの凝固数で治療し，虚血が強い症例ではパターンスキャンレーザー設定と従来凝固設定と併用した PRP が良いであろう．

2．選択的光凝固

もともと，米国では糖尿病網膜症の重症度の判定は，カラー眼底で検出される所見が元になっており，糖尿病網膜症に対してフルオレセイン蛍光眼底造影（FA）検査を施行することは稀であった．一方我が国では，古くから増殖前糖尿病網膜症の段階から FA を行い，検出される無灌流領域にのみレーザー光凝固を行う「選択的光凝固」が行われてきた（図2）．日本糖尿病眼学会で，PRP の適応ではない重症非増殖糖尿病網膜症でも，1乳頭面積以上の無灌流領域が FA で複数検出された症例に対して，無灌流領域に「選択的網膜光凝固」を施行する群と，光凝固をしない群に分け，前向き試験を行っている．その結果，「選択的網膜光凝固」を施行した群のほうが，有意に増殖糖尿病網膜症に進行した症例が少なく，「選択的網膜光凝固」の

有用性が証明された[5].

その後,海外でも超広角走査型レーザー検眼鏡(Optos)が登場したため,超広角 FA を行い,検出された無灌流領域のみに網膜光凝固を行う targeted retinal photocoagulation(TRP)[6]という治療コンセプトが提唱されているのは興味深い.

一方,超広角 FA では 16% の症例で中間周辺部のみに無灌流領域がみられ,8% の症例で最周辺部のみに無灌流領域がみられていた[7]ため,「選択的網膜光凝固」を行う場合は,超広角 FA で無灌流領域を確認したうえで,定期的な通院が可能,白内障がないという症例が望ましいと考える.

なお,我が国では無灌流領域のみにレーザーを行う治療を「局所凝固」と呼んでいる施設もあるが,後述する DME 治療のための毛細血管瘤に対する局所凝固と紛らわしいため,本稿では糖尿病網膜症診療ガイドラインに記載されている「選択的網膜光凝固」に準じて統一した[2].

3. 汎網膜光凝固後の黄斑浮腫

PRP 後の合併症で最も懸念されるのは,黄斑浮腫の出現あるいは増悪である.PRP 後 6〜10 週で,43% が黄斑浮腫を発症し,27% で黄斑浮腫が改善せず,8% が 2 段階以上の視力低下をきたしたという報告[8]もあり,PRP 後の黄斑浮腫の予防は非常に重要である.Shimura らは,PRP 前の視力が良好でも,傍中心網膜厚が 300 μm より厚い症例では,PRP 後黄斑浮腫を発症して視力低下のリスクが高いことを報告しており,リスクがある場合,トリアムシノロンアセトニドの後部テノン囊下注射の併用で,PRP 後の黄斑浮腫・視力低下を予防できるとしている[9].また,黄斑浮腫がすでに発症している症例に PRP を行う場合は,抗 VEGF 薬を併用することで PRP 後の黄斑浮腫・視力低下を予防できる[3].

糖尿病黄斑浮腫に対するレーザー治療

1. 局所(直接)/格子状網膜光凝固

DME は,以前は FA 所見に基づき,毛細血管瘤からの漏出が原因と同定できる局所浮腫と,

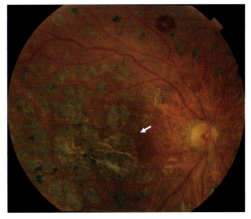

図 3. 80 代,男性
20 年前に右眼黄斑浮腫に対して局所凝固/格子状凝固が施行されている.
経年変化で凝固斑が拡大融合し,中心窩にも網膜色素上皮の萎縮(矢印)が及んでいる.
視力は 0.1 未満となっている.

はっきりした漏出部位は同定できない,びまん性浮腫という分類が使用されてきた[2]. Early Treatment Diabetic Retinopathy Study research group(ETDRS)から,毛細血管瘤からの漏出が原因の局所浮腫に対しては,原因となる毛細血管瘤をレーザー光凝固でつぶす局所凝固(直接凝固)が,びまん性浮腫に対しては漏出部位や無灌流領域にばらまき状に光凝固をすることにより VEGF 産生を抑える格子状凝固が提唱され,無治療群と比較し,局所凝固/格子状凝固を行えば,重篤な視力低下が抑えられると報告された[10].しかし,局所凝固/格子状凝固後,約 21% の症例で,瘢痕萎縮拡大(図 3)や網膜下線維化が中心窩に生じ視力低下をきたすと報告され[11],その後,視力を改善できる抗 VEGF 薬治療が登場し,DME 治療の第一選択はレーザーではなくなった.

糖尿病網膜症診療ガイドラインによれば,DME は中心窩を含むか,含まないか,の分類が臨床上最も重要で,中心窩を含む場合は抗 VEGF 薬治療を,中心窩を含まない DME にはレーザー治療を第一選択に治療計画を立てることが推奨されている[2].

2. 視力をおびやかす糖尿病黄斑浮腫

視力をおびやかす黄斑浮腫(clinically significant macular edema:CSME)は,ETDRS が提唱

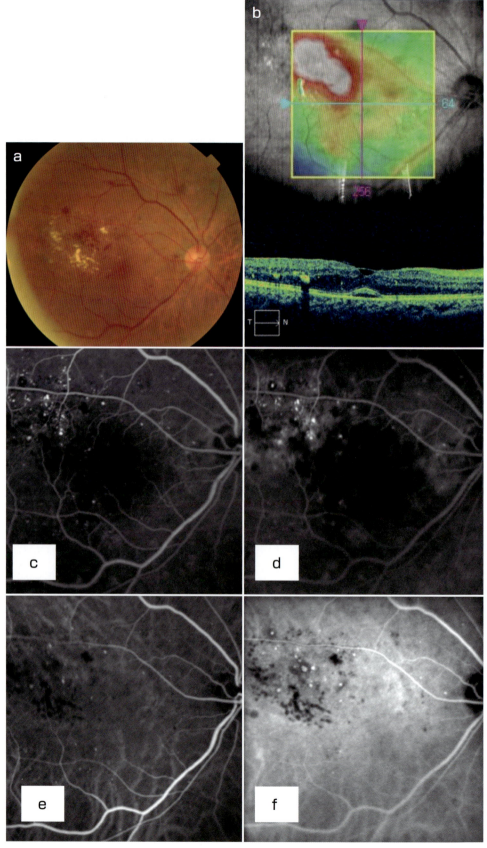

図 4. 77 歳, 男性

右眼糖尿病黄斑浮腫のため当院へ紹介された. カラー眼底(a), OCT map(b)所見から, 1乳頭径以内にある, 1乳頭径大以上の網膜肥厚(視力をおびやかす黄斑浮腫)であることがわかる. 初診時視力(0.9). FA(c, d)/IA(e, f)を行い, IA 後期(f)で検出された毛細血管瘤に対して局所光凝固を行った. FA よりも IA のほうが検出される毛細血管瘤は少ない.

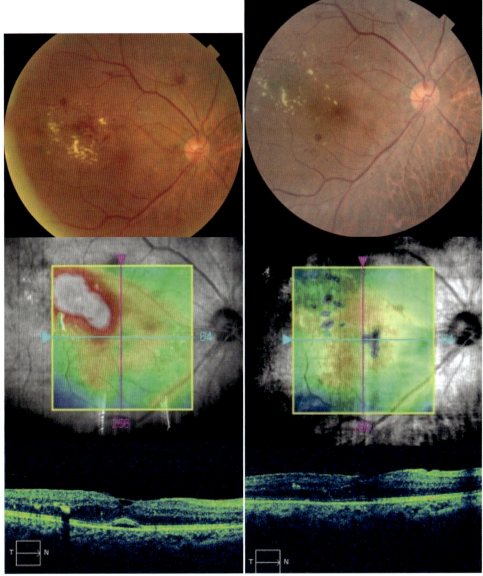

a|b 図 5. 図 4 の症例の治療前・治療後
治療前(a)視力(0.9),半年後(b)視力(1.0). 黄斑部の浮腫は消失しており,光凝固 1 年後の現在も再発を認めていない.

した分類で,①黄斑中心から 500 μm 以内の網膜肥厚,②黄斑中心から 500 μm 以内の網膜肥厚を伴う硬性白斑,③中心窩から 1 乳頭径以内にある 1 乳頭径大以上の網膜肥厚が認められるものをさしている[2]. CSME は,早急に治療が必要で,経過観察では視力低下につながる黄斑浮腫であり,日常臨床でも眼底の硬性白斑の所見と OCT ETDRS マップで診断が容易なため,ぜひ覚えておきたい分類である. ETDRS では,CSME に対して,局所(直接)/格子状光凝固を推奨している.

中心窩からある程度離れた部位にある毛細血管瘤が原因であることが多く,中心窩から離れているため,通常のレーザー網膜光凝固で治療可能なエリアにある. CSME に対して,光凝固治療を行えば永続的な効果が得られるため(図 4, 5),抗 VEGF 薬が第一選択の現在でも,見逃してはならない分類と考える.

3. 抗 VEGF 薬時代の局所/格子状凝固

抗 VEGF 薬が第一選択となり,CSME 以外に最初からレーザー治療を行うことは稀となった. 一

方，抗VEGF薬治療を行っても，2～3割は治療抵抗例が存在している．抗VEGF薬に対する治療抵抗性の1つに，毛細血管瘤がある[12]．抗VEGF薬治療を行っても，浮腫が遷延し，網膜肥厚部位に毛細血管瘤が存在している場合は，局所(直接)凝固が有用である．ただし，抗VEGF薬に治療抵抗性の毛細血管瘤は，中心窩付近に存在している場合も多く，通常のレーザー光凝固装置では治療が困難であり，ナビゲーション機能搭載レーザーを使用した局所(直接)凝固が有用である[13]．また近年，格子状凝固に代わり，閾値下凝固が注目されている．閾値下凝固は，"凝固瘢痕が見えない"レーザー治療で，その機序として，網膜色素上皮のリモデリングを促し，浮腫を改善させると考えられている．近年，我が国でも閾値下凝固が可能なレーザー機種が増えていること，閾値下凝固を併用することにより，抗VEGF薬の治療回数を減らせるという報告もあることから[12]，閾値下凝固は今後さらに広まると思われる．

4．局所(直接)/格子状光凝固の瘢痕拡大を防ぐ工夫

ETDRSが当初提唱した，局所(直接)凝固/格子状凝固の条件では，経年変化で瘢痕拡大や萎縮による視力低下が問題となり，その後，より照射時間が短く，弱い出力のmodified ETDRSテクニックが提唱された[14]．Hiranoら[15]は，局所凝固はスポットサイズ50μm，照射時間は0.02～0.03秒，出力は100～250 mW(毛細血管瘤が淡く白くなる程度)，格子状凝固もスポットサイズ50μm，照射時間0.03秒，出力は100～250 mWで，アーケード血管内の無灌流領域/蛍光漏出部位に凝固斑が薄く確認できる程度の凝固条件を使用している．光凝固の照射時間が短いほうが，横方向への瘢痕拡大が少ないため，照射条件0.02～0.03秒と従来の1/10にすることは，将来の瘢痕拡大による視力低下を防ぐためにも，大変重要な点と考える．

また，過剰凝固を防ぐために，凝固する毛細血管瘤を厳選する必要がある．蛍光眼底造影画像と

OCTのマップを重ね合わせ，網膜が500μm以上に肥厚している部位に存在する毛細血管瘤のみを凝固するという方法がある[16]．もう1つの方法は，インドシアニングリーン蛍光眼底造影(IA)結果を元に局所凝固を行う方法である[13]．インドシアニングリーンは約98％が血中のリポプロテインと結合し漏出がないため，毛細血管瘤の検出に有用で，FAよりも，検出される毛細血管瘤数が有意に少ないため，局所凝固の際も，有意に凝固数が少ないというメリットがある[13](図4)．さらに，IA後期に検出される毛細血管瘤は浮腫内に限局していることが多く，必要最小限の凝固数で治療が可能である．

おわりに

抗VEGF薬の登場により，糖尿病網膜症・DMEともに，レーザー光凝固の重要性はやや低くなったものの，永続的な効果や抗VEGF薬治療回数を減らす効果から，今後も必須の治療法であり続けるであろう．しかし，網膜光凝固治療は，破壊的な治療でもあることから，経年変化による合併症のリスクを忘れず，安全で効果のある凝固法を心がけていく必要がある．

文 献

1) Diabetic retinopathy study research group：Photocoagulation treatment of proliferative diabetic retinopathy：clinical application of Diabetic Retinopathy Study(DRS)findings, DRS Report Number 8. Ophthalmology, 88：583-600, 1981.

2) 日本糖尿病眼学会診療ガイドライン委員会：糖尿病網膜症診療ガイドライン(第1版)．日眼会誌，**124**：955-981，2020.
   Summary 糖尿病網膜症診療のすべてを網羅している必読のガイドライン.

3) Macaron MM, Al Sabbakh N, Shami MZ, et al：Anti-VEGF Injections vs. Panretinal Photocoagulation Laser Therapy for Proliferative Diabetic Retinopathy：A Systematic Review and Meta-Analysis. Ophthalmol Retina, 2024. Online ahead of print.
   Summary PRP単独か抗VEGF薬か，糖尿病網

膜症に対する治療の比較のシステマティックレビュー.

4) Obeid A, Gao X, Ali FS, et al：Loss to Follow-Up in Patients with Proliferative Diabetic Retinopathy after Panretinal Photocoagulation or Intravitreal Anti-VEGF Injections. Ophthalmology, **125**：1386-1392, 2018.

5) Japanese Society of Ophthalmic Diabetology, Subcommittee on the Study of Diabetic Retinopathy Treatment：Multicenter randomized clinical trial of retinal photocoagulation for preproliferative diabetic retinopathy. Jpn J Ophthalmol, **56**：52-59, 2012.

6) Muqit MM, Young LB, McKenzie R, et al：Pilot randomised clinical trial of Pascal TargETEd Retinal versus variable fluence PANretinal 20 ms laser in diabetic retinopathy：PETER PAN study. Br J Ophthalmol, **97**：220-227, 2013.

7) 富安胤太, 平原修一郎, 野崎実穂ほか：超広角蛍光眼底造影による糖尿病網膜症の評価. 日眼会誌, **119**：807-811, 2015.

8) McDonald HR, Schatz H：Macular edema following panretinal photocoagulation. Retina Winter-Spring, **5**：5-10, 1985.

9) Shimura M, Yasuda K, Shiono T：Posterior sub-Tenon's capsule injection of triamcinolone acetonide prevents panretinal photocoagulation-induced visual dysfunction in patients with severe diabetic retinopathy and good vision. Ophthalmology, **113**：381-387, 2006.

10) Early Treatment Diabetic Retinopathy Study research group：Photocoagulation for diabetic macular edema. Early Treatment Diabetic Retinopathy Study report number 1. Arch Ophthalmol, **103**：1796-1806, 1985.

11) Lövestam-Adrian M, Agardh E：Photocoagulation of diabetic macular oedema—complications and visual outcome. Acta Ophthalmol Scand, **78**：667-671, 2000.

12) Nozaki M, Ando R, Kimura T, et al：The Role of Laser Photocoagulation in Treating Diabetic Macular Edema in the Era of Intravitreal Drug Administration：A Descriptive Review. Medicina(Kaunas), **59**(7)：1319, 2023.
Summary 抗VEGF薬時代のDME治療におけるレーザーの役割の総説, すべてを網羅している.

13) Nozaki M, Kato A, Yasukawa T, et al：Indocyanine green angiography-guided focal navigated laser photocoagulation for diabetic macular edema. Jpn J Ophthalmol, **63**：243-254, 2019.

14) Fong DS, Strauber SF, Aiell LP, et al；Writing Committee for the Diabetic Retinopathy Clinical Research Network：Comparison of the modified Early Treatment Diabetic Retinopathy Study and mild macular grid laser photocoagulation strategies for diabetic macular edema. Arch Ophthalmol, **125**：469-480, 2007.

15) Hirano T, Toriyama Y, Iesato Y, et al：Effect of leaking perifoveal microaneurysms on resolution of diabetic macular edema treated by combination therapy using anti-vascular endothelial growth factor and short pulse focal/grid laser photocoagulation. Jpn J Ophthalmol, **61**(1)：51-60, 2017.

16) Takamura Y, Matsumura T, Arimura S, et al：Direct Photocoagulation Guided by Merged Retinal Images for the Treatment of Focal Diabetic Macular Edema. Int J Endocrinol, **2018**：2401094, 2018.

特集/眼科医が知っておくべき糖尿病網膜症診療ストラテジー

V. 治療

糖尿病網膜症・糖尿病黄斑浮腫に対する手術治療

今井尚徳*

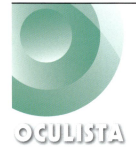

Key Words: 経毛様体扁平部硝子体手術(pars plana vitrectomy:PPV), 増殖糖尿病網膜症(proliferative diabetic retinopathy:PDR), 糖尿病黄斑浮腫(diabetic macular edema:DME), Heads-up surgery, 術中光干渉断層計(intraoperative optical coherence tomography:iOCT)

Abstract: 糖尿病網膜症(DR)の病態のなかで, 糖尿病黄斑浮腫(DME)や増殖糖尿病網膜症(PDR)は視機能低下の主因となる. 近年, DR の早期発見と早期治療, それに伴う軽症化, そして眼局所の集学的治療の発展により, これらの病態に対する外科的治療の出番は減少している. とはいえ, 「難治症例」「継続通院困難症例」, そして「経済的負担で治療継続が困難な症例」に対する対応は引き続き課題となっている. こうした状況のなかで, 硝子体手術(PPV)をはじめとする外科的治療の位置づけについてはどのように考えるべきか. 本稿では, DR に対する PPV の現在の立ち位置について概説する.

はじめに

糖尿病網膜症(diabetic retinopathy:DR)は糖尿病の主な合併症であり, 視覚障害の主要な原因の1つである. 特に, 糖尿病黄斑浮腫(diabetic macular edema:DME)や増殖糖尿病網膜症(proliferative diabetic retinopathy:PDR)は視機能低下の主な要因となる. 近年, 内科および眼科の診療連携による糖尿病管理や新規治療薬の導入により, DR の早期発見と軽症化が進み, 外科的治療を要する症例は減少している. また, DR に対する眼局所の集学的治療(抗血管内皮増殖因子(vascular endothelial growth factor:VEGF)治療, トリアムシノロンテノン囊下注射(sub-tenon triamcinolone acetonide administration:STTA), 毛細血管瘤光凝固(photocoagulation for microaneurysm:MA-PC), 硝子体手術(pals plana vitrectomy:PPV)など)も大きく進歩しており, 外科的治療の出番はさらに減少している. 特に抗 VEGF 治療は, 各前向き大規模臨床研究の結果からも強いエビデンスを持つ治療法であり[1], DME 治療の中心的役割を担っている. 一方で, 抗 VEGF 治療などの保存的治療に反応しない「難治症例」への対応は依然として課題である[2]. また, 抗 VEGF 治療の効果を最大限引き出すためには多くの通院と注射が必要であるため, 「継続通院困難症例」や「経済的負担で治療継続が困難な症例」に対する対応も課題となっている. 近年登場した brolucizumab や faricimab などの新世代抗 VEGF 薬は, 硝子体内注射の間隔を 12〜16 週間に延長でき, 通院と注射の負担を軽減する可能性があり[3)4)], 保存的治療を用いた解決策の1つとなることが期待されている. こうした状況のなかで, 外科的治療の1つである PPV の位置づけについてはどのように考えるべきか. 本稿では, DME や PDR に対する PPV の立ち位置について筆者の見解を中心に概説する.

---

* Hisanori IMAI, 〒573-1010 枚方市新町 2-5-1 関西医科大学眼科学教室, 教授

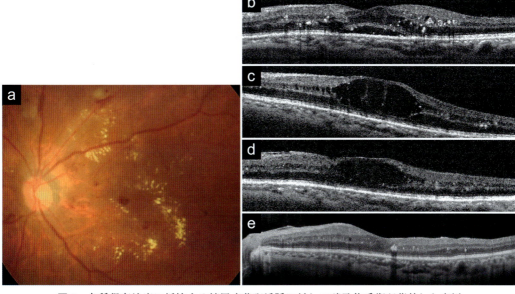

図 1. 各種保存治療に抵抗する糖尿病黄斑浮腫に対して硝子体手術が著効した症例
59歳,女性.初診時,左眼糖尿病網膜症に続発する中心窩下硬性白斑沈着を伴う糖尿病黄斑浮腫(DME)を認めた(a, b). DMEは各種保存治療に抵抗したが,硝子体手術(PPV)が著効し消失した(c〜e).
- a：初診時カラー眼底写真
- b：初診時光干渉断層計(OCT)所見
- c：初診15か月後のOCT所見.抗VEGF治療を7回施行するもDMEは残存している.
- d：初診16か月後のOCT所見.トリアムシノロン硝子体内注射を1回施行するもDMEは残存している.
- e：初診21か月後のOCT所見.初診16か月の時点でPPVを施行し,DMEは消失している.

糖尿病黄斑浮腫に対する硝子体手術

DMEに対するPPVの初報では,「肥厚した後部硝子体膜が存在するDME」を対象とし,10眼中8眼で矯正視力改善が得られたことが報告されている[5].その後,多くの追試が行われ,肥厚した後部硝子体膜や網膜前膜の存在,内境界膜(internal limiting membrane：ILM)剝離の有無,術前光干渉断層計(optical coherence tomography：OCT)による浮腫性状の違いなどが治療効果に影響を与える可能性が示唆されているが,決定的な結論には至っていない.さらに,DMEに対するPPVの有用性に否定的な論文もいくつか報告され[6)7],抗VEGF治療の臨床導入の時期とも重なり,PPVの立ち位置はより不明瞭となっている.そういったなか,American Diabetes Associationの指針ではDMEに対する治療の選択肢としてPPVについての言及はないものの[8],International Council of Ophthalmologyの糖尿病性眼疾患に関するガイドラインおよびEURETINAのDME治療指針では,硝子体黄斑牽引が存在する症例,そして抗VEGF治療に抵抗する症例に対してはPPVが適応とされている[9)10].また,我が国のガイドラインにおいても,硝子体黄斑牽引や黄斑上膜,肥厚した後部硝子体膜を伴う症例,そして他治療に抵抗する症例においてPPVが治療の選択肢として推奨されている[11].このように,現段階では「肥厚した後部硝子体膜や黄斑上膜の存在する症例」や「保存治療に抵抗する難治症例」に対しては,PPVの導入に一定のコンセンサスが得られていると考えられる.図1にPPVが著効した1例の治療経過を提示する.

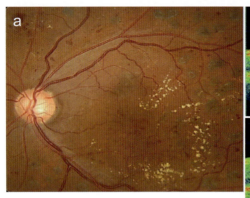
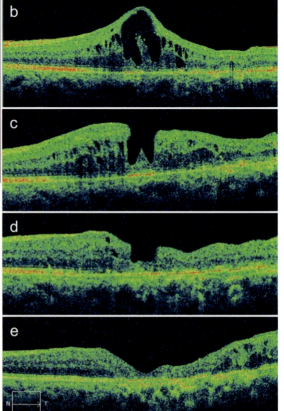

図 2．
硝子体手術を含む既存治療による集学的治療に抵抗する糖尿病黄斑浮腫に対して囊胞様腔内壁切開術が著効した症例
67 歳，男性．抗 VEGF 治療 2 回，網膜毛細血管瘤に対する直接光凝固，硝子体手術（内境界膜剥離併施）を施行するも糖尿病黄斑浮腫（DME）が残存している（a, b）．囊胞様腔内壁切開術を施行し，DME は速やかに消失し，術後 3 年間維持されている（c～e）．
　a：術前カラー眼底写真
　b：術前光干渉断層計（OCT）所見
　c：術 1 か月後の OCT 所見
　d：術 1 年後の OCT 所見
　e：術 3 年後の OCT 所見

難治症例に対する囊胞様腔内壁切開術

　抗 VEGF 治療を中心とした既存治療による集学的治療を駆使してもなお治療効果が得られない難治症例が一定数存在し，依然として大きな課題である．こういった症例に対しては，上述の新規薬剤に保存的治療の一選択肢として期待が寄せられている．一方で，外科的治療の一選択肢として，近年新しい手術術式（計画的網膜下 BSS 注入術，囊胞様腔内壁切開術，囊胞様腔内フィブリノーゲン摘出術，意図的黄斑円孔からの硬性白斑除去術など）が開発されており，良好な成績が報告されている．そのなかで囊胞様腔内壁切開術については，初報において DME 22 眼中 16 眼で DME の改善，20 眼で矯正視力の改善または維持が得られたことが報告されている[12]．また，我々は難治 DME 30 眼において，術後 1 か月で有意な視力改善および DME の改善が得られ，その効果が術後 12 か月間維持されたことを報告している[13]．この

ように，本術式は既存治療で改善が得られない難治 DME に対して，新たな外科的治療の一選択肢となりうると考えられる．図 2 に囊胞様腔内壁切開術が著効した難治症例の治療経過を提示する．

継続通院困難症例や経済的負担で
治療継続が困難な症例に対する外科的治療

　抗 VEGF 治療が強いエビデンスを持つ治療法である一方で，リアルワールドデータを用いた後ろ向き研究の結果では，抗 VEGF 治療の効果が大規模前向き研究の結果と比較して劣る可能性が報告されている[14]．また，治療開始時における複数回の導入治療や，維持期における treat & extend 法の活用が矯正視力の改善維持に有用であることも報告されている[15]．これらの結果は，抗 VEGF 治療の有効性を示す一方で，その効果を十分に得るためには多くの硝子体内注射が必要であり，それに伴って通院回数も増加することも示している．そのため，実臨床においては「通院困難症例」

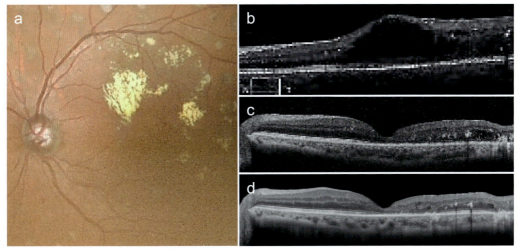

図 3. 併施可能な各術式を併用した硝子体手術が著効した通院困難症例
55 歳, 女性. 初診時, 左眼糖尿病網膜症に続発する中心窩下硬性白斑沈着を伴う糖尿病黄斑浮腫(DME)を認めた(a, b). 軽度の精神発達遅滞があり, 定期的な通院および治療が困難と判断し, 硝子体手術を施行した. 術中に内境界膜剝離, 網膜毛細血管瘤に対する直接光凝固, 囊胞様腔内壁切開術, 術終了時のトリアムシノロンテノン囊下注射を併用した. 術後, DME は速やかに消失し, 術後半年間維持されている(c, d).
　　　　　a:初診時カラー眼底写真
　　　　　b:初診時光干渉断層計(OCT)所見
　　　　　c:術 1 か月後の OCT 所見
　　　　　d:術 6 か月後の OCT 所見

や「経済的負担で治療継続が困難な症例」が少なからず存在し, これらの症例にどのように対応するのかについては継続した課題となっている. 保存的治療の一選択肢としては, 通院期間を延長し, 通院と注射の負担を軽減できる可能性のある上述の新規薬剤に期待が寄せられている. では, このような症例に対して外科的治療の出番はあるのだろうか? 我々は, 難治症例, 継続通院困難症例に対して, PPV 施行(ILM 剝離, 囊胞様腔内壁切開術, 術中 MA-PC, そして術終了時 STTA 併施)し, 術後 3 か月の時点で有意な視力改善と DME の軽減が得られ, その効果が術後 24 か月間維持されたことを報告している[16]. この結果は, 併施可能な各術式を併用した PPV が難治症例のみならず, 「通院困難症例」や「経済的負担で治療継続が困難な症例」に対しても一選択肢となりうることを示唆するかもしれない. 今後さらなる検討が待たれる. 一方で, 最近の報告では, 多くの DME 症例がより良い視力結果を得るためには, 治療による肉体的および経済的負担の増加を受け入れる意向があることも報告されているため[17], 外科的治療を早期導入するかどうかについては, 患者と十分に相談したうえで決定する必要があることを付け加えておく. 図 3 に併施可能な各術式を併用した PPV が著効した通院困難症例の治療経過を提示する.

増殖糖尿病網膜症に対する硝子体手術

　PDR に対する PPV は, 黄斑部をおびやかす牽引性網膜剝離, 裂孔併発型牽引性網膜剝離, 硝子体出血がある場合などに適応となる[11]. 近年の PPV の飛躍的な発展により, PDR に対する術成績は明らかに改善しているが, それでも満足できる水準には達していない. PDR に対する PPV で治療成績の成否を分けるのは何であろうか. 筆者は線維血管性増殖膜(fibrovascular proliferative membrane:FVPM)の処理の如何に大きく依存していると考えている. 通常, FVPM は網膜硝子体界面で強固に癒着しており, その切除には熟練したスキルを要する. 特に, 長期間の牽引性網膜

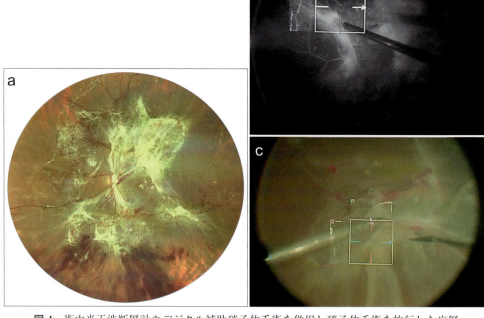

図 4. 術中光干渉断層計やデジタル補助硝子体手術を併用し硝子体手術を施行した症例
52 歳,女性. 初診時,広範囲の線維血管性増殖膜(FVPM)および牽引性網膜剝離を認めた (a:カラー眼底写真). デジタル補助硝子体手術を用いて,術中にリアルタイムでフルオレセイン蛍光眼底造影を施行して FVPM の位置,大きさ,数,活動性,無血管領域の範囲などの眼底情報を獲得し(b),さらに術中光干渉断層計を用いて,FVPM の癒着の程度を確認することで(c),手術計画をリアルタイムでアップデートしつつ,より低侵襲に手術を行うことが可能である.

剝離により網膜が菲薄化している場合,処理はさらに困難となる. FVPM 処理中に医原性裂孔や網膜剝離が発生すると,手術の難易度が一層高まり,良好な術後視機能の回復が期待し難くなる. また,発生した裂孔以遠の視野は失われ,術後矯正視力が改善しても著明な視野狭窄が生じ,総合的な視機能は低下する. このように,いかに医原性裂孔を発生させずに FVPM 処理を行うかは重要なポイントとなる. 医原性裂孔を発生させないためには,様々な手術器械や器具を用いたテクニックを習得することも重要であるが,まず術前検査の結果に基づいた綿密な手術計画を立てることが不可欠である. 具体的には,フルオレセイン蛍光眼底造影(fluorescein angiography:FA)や光干渉断層計(optical coherence tomography:OCT)検査を施行し,FVPM の位置,大きさ,数,活動性を把握し,詳細な手術計画を立てることが求められる. しかし,硝子体出血のため術前の眼底観察が困難で,有益な検査情報が得られない場合も少なくない. 近年では,徐々に普及しつつある術中 OCT やデジタル補助硝子体手術(digital assisted vitrectomy:DAV)などのデジタルデバイスを用いて,得られなかった眼底情報を術中に獲得し,手術計画をリアルタイムでアップデートし,手術の安全性や成績を向上させる試みが行われている. 既報においては,硝子体出血を伴う PDR に対して術中 OCT を併用した PPV を施行した場合,21 眼(81 眼中)で術中 OCT 所見からリアルタイムに治療方針を変更する結果となったことが報告されている[18]. また,我々は DAV を用い,術前に硝子体出血による中間透光体混濁で眼底評価が困難であった症例に対し,術中にリアルタイムで FA を施行し,その造影映像下での手術操作を可能にする術式を報告している[19]. このように,術中 OCT や DAV などの術中検査を駆使し,FVPM の位置,大きさ,数,活動性,無血管

領域の範囲などの眼底情報を術中に獲得し，手術計画をリアルタイムでアップデートすることで，より安全な手術結果に寄与する可能性がある．今後の発展が期待される．図4に術中OCTやDAVを併用しPPVを施行した症例を提示する．

まとめ

抗VEGF治療を中心とした保存的治療にて，多くのDMEはコントロール可能となっている．また重症PDRに遭遇する機会も著減している．とはいえ，いずれの病態についても，外科的治療が有効である症例，外科的治療でしか治療できない症例は一定数存在する．最終的にベストな視機能を患者に提供するためにも，外科的治療も常に治療の一選択肢として念頭に置きつつ治療にあたることが重要であろう．

文 献

1) Dugel PU, Hillenkamp J, Sivaprasad S, et al：Baseline visual acuity strongly predicts visual acuity gain in patients with diabetic macular edema following anti-vascular endothelial growth factor treatment across trials. Clin Ophthalmol, **10**：1103-1110, 2016.

2) Nguyen QD, Brown DM, Marcus DM, et al：Ranibizumab for diabetic macular edema：results from 2 phase Ⅲ randomized trials：RISE and RIDE. Ophthalmology, **119**：789-801, 2012.

3) Brown DM, Emanuelli A, Bandello F, et al：KESTREL and KITE：52-Week Results From Two Phase Ⅲ Pivotal Trials of Brolucizumab for Diabetic Macular Edema. Am J Ophthalmol, **238**：157-172, 2022.

4) Wykoff CC, Abreu F, Adamis AP, et al：YOSEMITE and RHINE Investigators：Efficacy, durability, and safety of intravitreal faricimab with extended dosing up to every 16 weeks in patients with diabetic macular oedema（YOSEMITE and RHINE）：two randomised, double-masked, phase 3 trials. Lancet, **399**：741-755, 2022.

5) Lewis H, Abrams GW, Blumenkranz MS, et al：

Vitrectomy for diabetic macular traction and edema associated with posterior hyaloidal traction. Ophthalmology, **99**：753-759, 1992.
Summary 糖尿病黄斑浮腫に対する硝子体手術の有用性を示した最初の報告．

6) Simunovic MP, Hunyor AP, Ho IV：Vitrectomy for diabetic macular edema：a systematic review and meta-analysis. Can J Ophthalmol, **49**：188-195, 2014.

7) Diabetic Retinopathy Clinical Research Network Writing Committee；Haller JA, Qin H, Apte RS, et al：Vitrectomy outcomes in eyes with diabetic macular edema and vitreomacular traction. Ophthalmology, **117**：1087-1093, 2010.

8) Solomon SD, Chew E, Duh EJ, et al：Diabetic Retinopathy：A Position Statement by the American Diabetes Association. Diabetes Care, **40**：412-418, 2017.

9) Schmidt-Erfurth U, Garcia-Arumi J, Bandello F, et al：Guidelines for the Management of Diabetic Macular Edema by the European Society of Retina Specialists（EURETINA）. Ophthalmologica, **237**：185-222, 2017.

10) Wong TY, Sun J, Kawasaki R, et al：Guidelines on Diabetic Eye Care：the International Council of Ophthalmology recommendations for screening, follow-up, referral, and treatment based on resource settings. Ophthalmology, **125**：1608-1622, 2018.

11) 日本糖尿病眼学会診療ガイドライン委員会：糖尿病網膜症診療ガイドライン（第1版）. 日眼会誌, **124**：955-981, 2020.
Summary 日本糖尿病眼学会によって作成された糖尿病網膜症診療ガイドライン．

12) Tachi N, Hashimoto Y, Ogino N：Cystotomy for diabetic cystoid macular edema. Doc Ophthalmol, **97**：459-463, 1999.

13) Imai H, Tetsumoto A, Yamada H, et al：Long-term effect of cystotomy with or without the fibrinogen clot removal for refractory cystoid macular edema secondary to diabetic retinopathy. Retina, **41**：844-851, 2021.
Summary 難治糖尿病黄斑浮腫に対する囊胞様腔内壁切開術の有用性を示した論文．

14) Sakamoto T, Shimura M, Kitano S, et al；MERCURY Study Group：Impact on visual acuity and psychological outcomes of ranibizumab and sub-

sequent treatment for diabetic macular oedema in Japan(MERCURY). Graefes Arch Clin Exp Ophthalmol, **260**：477-487, 2022.

15) Hirano T, Toriyama Y, Takamura Y, et al： Treat-and-extend therapy with aflibercept for diabetic macular edema：a prospective clinical trial. Jpn J Ophthalmol, **65**：354-362, 2021.

16) 今井尚徳, 曽谷育之, 山田裕子ほか：糖尿病黄斑浮腫に対する囊胞様腔内壁切開術の2年成績. 日眼会誌, 2024 受理済.

17) Bhagat D, Kirby B, Bhatt H, et al：Patient Preferences Associated with Anti-Vascular Endothelial Growth Factor Therapies for Neovascu-

lar Age-Related Macular Degeneration and Diabetic Macular Edema. Clin Ophthalmol, **14**：2975-2982, 2020.

18) Khan M, Srivastava SK, Reese JL, et al：Intraoperative OCT-assisted Surgery for Proliferative Diabetic Retinopathy in the DISCOVER Study. Ophthalmol Retina, **2**：411-417, 2018.

19) Imai H, Tetsumoto A, Inoue S, et al：Intraoperative Three-Dimensional Fluorescein Angiography-Guided Pars Plana Vitrectomy for the Treatment of Proliferative Diabetic Retinopathy：The Maximized Utility of the Digital Assisted Vitrectomy. Retina, **43**：359-362, 2023.

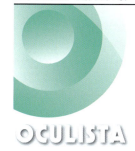

特集/眼科医が知っておくべき糖尿病網膜症診療ストラテジー

V. 治 療

糖尿病黄斑浮腫治療に対する硝子体内注射の実際

喜田照代*

Key Words : 糖尿病黄斑浮腫(diabetic macular edema : DME), 硝子体内注射(intravitreal injection), ガイドライン(guidelines), 耐性菌(antimicrobial resistance), 国際重症度分類(international clinical disease severity scale)

Abstract : 2016年に「黄斑疾患に対する硝子体内注射ガイドライン」が,2020年には「糖尿病網膜症診療ガイドライン(第1版)」が掲載された.ガイドラインでは,糖尿病網膜症の治療は,国際重症度分類に基づいた病期分類に準じて詳述されている.糖尿病黄斑浮腫(DME)患者のQOV(quality of vision)は昔に比べ飛躍的に向上した.血管内皮増殖因子(VEGF)阻害薬の登場により,硝子体内注射の施行件数が増加した.一方でトリアムシノロンアセトニド(マキュエイド®)も承認され,また,レーザー光凝固や硝子体手術も治療選択肢の1つである.しかしながら,抗VEGF薬硝子体内注射は反復投与が必要であり,かなり低率であるが合併症の危険があること,高価な薬剤であること,薬剤耐性,抗生剤点眼による結膜囊常在細菌叢の変化などの問題があり,これらを認識し十分なインフォームド・コンセントのうえで治療を行うことが重要である.また,人生100年時代,患者のQOVを維持するために,全身管理も大切である.本稿では,ガイドラインに記載されている硝子体内注射の標準化に基づき,硝子体内注射の実際について述べる.

はじめに

2016年2月,できる限り安全に硝子体内注射を行うためにも「黄斑疾患に対する硝子体内注射ガイドライン」が日本眼科学会雑誌120巻2号に発表された[1].ガイドラインでは,適応疾患と国内承認薬剤,硝子体内注射方法(必要物品から具体的な注射手順まで),合併症の3項目に分けてわかりやすく簡潔に記載されている.近年,さらに抗VEGF/抗Ang-2バイスペシフィック抗体が保険収載され,治療の選択肢も増えた.これから硝子体内注射を習得しようと考えておられる先生をはじめ,日々硝子体内注射に明け暮れておられる先生方も,今一度基本に立ち返って精読されてみてはと思う.また,2020年には124巻12号に「糖尿病網膜症診療ガイドライン(第1版)」[2]が掲載された.ガイドラインでは,糖尿病網膜症の分類として,臨床所見に基づいた国際重症度分類が掲載されており,糖尿病網膜症の治療は,国際重症度分類に基づいた病期分類に準じて詳述されている.本邦では昔からDavis分類や新福田分類が頻用されてきたが,海外ではもっぱら国際重症度分類が用いられているため,Davis分類などは通用しない[3].国際重症度分類では眼底所見を詳細に定義し,糖尿病網膜症を「網膜症なし」,非増殖網膜症の「軽症」「中等症」「重症」,「増殖網膜症」の3大分類5段階に分けている.一方,日本で頻用されるDavis分類では「単純糖尿病網膜症」「増殖前糖尿病網膜症」「増殖糖尿病網膜症」の3期に分類しており,Davis分類はシンプルで理解しやすいが,

---

* Teruyo KIDA, 〒569-8686 高槻市大学町2-7 大阪医科薬科大学医学部眼科学教室,教授

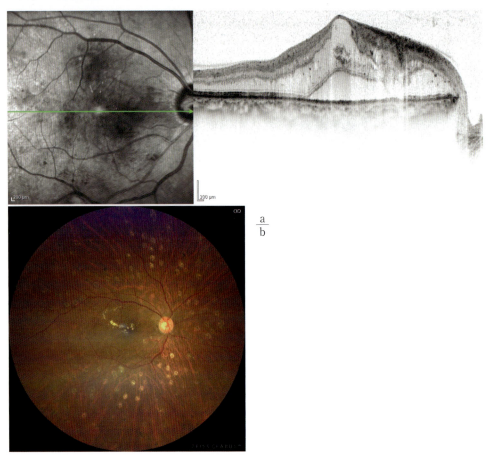

図 1.
a：黄斑部 OCT. 50 歳代，男性．矯正視力 0.5，右眼 DME
b：広角眼底写真．黄斑部に硬性白斑がみられる．

日常診療においては眼底所見を読み解く力も重要である．国際化の流れと利便性の両面に鑑み，ガイドラインでは両分類法を対応表で示している．

硝子体内注射の実際

1．硝子体内注射の適応

中心窩を含む糖尿病黄斑浮腫には，抗 VEGF 療法が直接/格子状網膜光凝固単独療法よりも良好な視力改善および中心網膜厚の減少を示すことが報告されている．まず，視力をおびやかす DME (clinically significant DME) と中心窩を含む DME (center-involving DME) を臨床的に診断できる必要がある．

2020 年に発出された「糖尿病網膜症診療ガイドライン（第 1 版）」では，第 4 章に中心窩を含む DME と中心窩を含まない DME を分類しており，光干渉断層計（OCT）の二次元マップにおける中心 1 mm の平均網膜厚が基準値以上（通常 300 μm 以上）であれば中心窩を含む DME と診断する，と記載されている．OCT の機種により，セグメンテーションの仕方が異なるため，それによって基準値が異なる可能性はある．それぞれの施設で使用されている OCT 機器の基準値を確認して診断に用いるのがよい．

なお，視力をおびやかす DME は 1985 年 Early Treatment Diabetic Retinopathy Study (ETDRS) で定められた基準で，DME の視力低下の進行を予防するための黄斑部光凝固の適応とされていた．浮腫と中心窩の位置関係から次の 3 パターンがあり，いずれも早急な治療が望ましい．網膜肥厚と硬性白斑という眼底所見のみで，早急に治療が必要な，経過観察では視力低下につなが

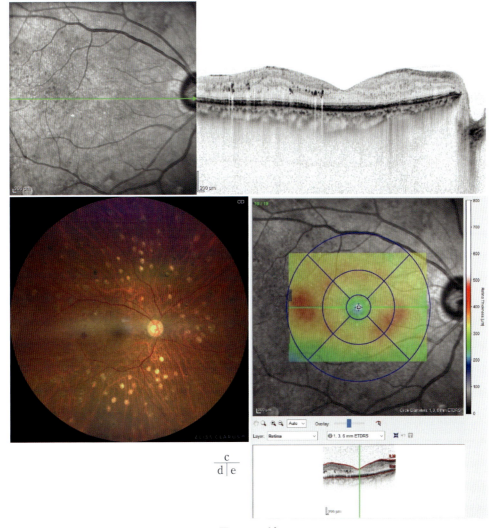

図1. つづき
c：5年後の黄斑部OCT. 硝子体内注射の繰り返し治療によりDMEは改善, 矯正視力0.9に向上した.
d：5年後の広角眼底写真. 抗VEGF薬硝子体内注射により硬性白斑が減少している.
e：OCT黄斑マップ. 耳側網膜が厚く赤色で表示されている. 中心窩をを含まない耳側の毛細血管瘤へ直接網膜光凝固を施行した.

る黄斑浮腫を判定できるという点で日常臨床に有用な分類である.

A：中心窩もしくは中心窩から500μm以内の網膜の肥厚

B：中心窩もしくは中心窩から500μm以内の硬性白斑があり, 近接した網膜の肥厚を伴う

C：1乳頭径大以上の網膜の肥厚で, その一部が中心窩から1乳頭径以内に存在する

さらに, 視力をおびやかすDMEを, 中心窩を含むDMEと中心窩を含まないDMEに分け, 中心窩を含むDMEは抗VEGF薬硝子体内注射の治療が中心となる. 一方, 中心窩を含まないDMEは毛細血管瘤への直接網膜光凝固を行う. 中心窩を含まないDME(中心網膜厚＜300μm未満の場合)に対しては抗VEGF療法も有効であるが, 網膜浮腫の中心が中心窩より離れている場合は直接/格子状網膜光凝固で治療することも推奨される. 図1に抗VEGF薬硝子体内注射および網膜光凝固を施行した実際の症例を示す.

2．硝子体内注射の方法，注意事項

　実際の硝子体内注射に際しては，日本網膜硝子体学会による「黄斑疾患に対する硝子体内注射ガイドライン」に準拠し，治療にまつわるリスクに関して十分に説明を行い，適切な手順で注射を施行する．また，各薬剤の添付文書の用量・投与間隔などを遵守する．注射を施行するに際し，①物品準備から投与に至るまで無菌操作を遵守すること，②硝子体内注射に関する十分な経験のある眼科医が投与を行うこと，とガイドラインに記載されている．また，注射前の注意点としては次の通りである．硝子体内注射に使用する薬剤（消毒液，局所麻酔薬，広域抗菌点眼薬および散瞳薬など）への過敏症，緑内障・高眼圧，脳梗塞の既往，妊婦または妊娠の可能性などについて事前に十分な問診を行う．なお，小児に対する安全性は確立されていない．注射当日は，直前のチェックとして，眼症状の変化（見え方の変化，眼または眼周囲に感染あるいは感染の疑いがないか），全身状態の問診などを行うことが大切である．

＜注射の手順＞

①治療前点眼：散瞳薬，局所麻酔薬を投与する．

②術者，介助者はマスクを着用する．

③術者は手指の消毒を行い，滅菌手袋を着用する．

④術前の最終チェックとして，投与眼（左右）と投与する薬剤の確認を行う．

⑤眼周囲皮膚，眼瞼縁，睫毛にヨウ素系消毒液を塗布する．塗布する順序は，眼瞼縁，睫毛，眼周囲皮膚の順とし，眼瞼縁および睫毛は鼻側から耳側に塗布する．余分な液体は滅菌ガーゼで拭い取り，眼周囲の皮膚を乾燥させる．

⑥結膜囊内に希釈したヨウ素消毒用洗浄液を投与し，しばらく放置する．

⑦滅菌開瞼器で開瞼する．開瞼にあたっては，睫毛が術野から十分に除去されるような方策を考慮する．

⑧注射用シリンジを準備し，過量投与を防ぐため投与量の確認を行う．

⑨硝子体内注射には30ゲージ注射針を用いる．滅菌鑷子で結膜組織を把持固定後，角膜輪部から3.5～4.0 mm後方において注射針の刺入を行う．なお，注射針の刺入にあたっては，注射針が睫毛に接触しないよう注意し，水晶体，水平筋付着部位近傍を避け，硝子体腔中心部に向けて注射針を刺入する．2回目以降の投与では，同一部位に繰り返し注射しないように，注射部位をずらして注射を行う．

⑩薬液を硝子体内に緩徐に注入する．

⑪注意深く注射針の抜針を行ったあと，薬液および液化硝子体の逆流を防ぐため，数秒間注射部位の結膜を鑷子で把持するか，滅菌綿棒にて圧迫する．

⑫滅菌ガーゼで眼帯を行う．

＜注射後の注意＞

①抜針直後，患者の眼前において指数弁の有無をチェックする．光覚弁がない場合，視神経乳頭血流を確認して完全な血流途絶がみられれば，直ちに眼圧上昇の管理（前房穿刺など）を適切に行う．

②硝子体内注射薬の薬剤添付文書では，投与2～3日後まで広域抗菌点眼薬を点眼することとされている．患者への点眼の必要性については施設または施術者が個別に判断すべきで，次項「3．硝子体内注射前後における抗菌薬点眼処方について」を参照のこと．

③一過性霧視などが現れることがあるため，症状があれば，回復するまで機械類の操作や自動車などの運転に従事しないように指導する．

④眼痛，眼の不快感，充血の悪化，羞明，飛蚊または見え方の変化など，眼内炎や感染の徴候が現れたら直ちに連絡するように患者指導を行う．また，万一感染症が発症しても早期治療ができるように，注射後1週間程度は上記のような症状に注意するように指導を行う．

⑤注射後は，各施設で決められた規定の観察日に眼内炎のチェックを行う．

　再投与では複数の治療レジメン〔要時投与（pro

re nata：PRN，as needed），固定投与（月1回または隔月1回投与），treat and extend（TAE）］の有効性が報告されている．また，視力，中心窩網膜厚，全身状態を含めた医学的知見や経済的・社会的状況などを総合的に考慮する．そして，眼内炎，網膜剝離，硝子体出血，ぶどう膜炎，白内障などの合併症，虚血性黄斑症の増悪，動脈血栓症のリスクにも注意を要する．

黄斑浮腫の再発例では，抗VEGF薬の投与が遅れると視力の回復が得られにくい[4]．ただし，透析の導入によりDMEが改善する場合もあるため，全身状態を考慮し，早期に抗VEGF薬硝子体内注射を開始することが重要である．糖尿病は全身性疾患であるため，網膜症，腎症，神経障害だけでなく，脳梗塞・心筋梗塞などの大血管合併症や，認知症，癌の併存などにも注意を払う必要があり，他診療科との連携が非常に大切である．

3．硝子体内注射前後における抗菌薬点眼処方について

VEGF阻害薬の効果は劇的であり，眼科臨床において硝子体内注射の件数が非常に増加している．これまで我が国で承認されてきた多くの眼科用VEGF阻害薬の添付文書では注射前後の抗菌薬点眼を投与することとなっていた[1]．しかし，抗菌薬使用による耐性菌問題および抗菌薬点眼により，VEGF阻害薬の硝子体内注射後に感染性眼内炎を予防できるエビデンスが乏しいことが認識されてきている．

耐性菌の問題について整理すると，近年，不適切な抗菌薬使用により耐性菌が増加しており，WHOや日本の政府が不適切な抗菌薬の使用を減らすように呼びかけている[4,5]．眼科領域でも大きな課題として取り上げており，2020年に日本化学療法学会/日本外科感染症学会より発表された「術後感染予防抗菌薬適正使用のための実践ガイドライン（追補版）」には眼科領域も含まれ，「白内障手術などの内眼手術時における周術期での抗菌薬点眼の有効性については，フルオロキノロン系点眼薬を中心に多く報告があり，ほとんどの術者や施設でも行われている．しかしながら，術後感染症の予防における抗菌薬点眼の無作為化比較対照試験，メタ解析，systematic review は少ない」と記載されている[6]．さらに，眼科領域のサマリーの表には，「術後における点眼に関しては，未だその適応や投与期間に関するコンセンサスが得られておらず，勧告は行わない方針とした」と付記された．できる限り安全にVEGF阻害薬の硝子体内注射を行うため，2016年2月に発表された「黄斑疾患に対する硝子体内注射ガイドライン」では，適応疾患と国内承認薬剤，硝子体内注射方法（必要物品から具体的な注射手順まで），合併症の3項目に分けてわかりやすく簡潔に記載された[1]．このガイドラインで，注射前後の抗菌薬点眼使用については，「欧米のガイドラインでは，周術期（術前，術中，術後）における広域抗菌薬の常用については十分なエビデンスは存在しないと報告されている．臨床的判断のもと，個々の患者にとって最適と思われる方法を選択すべきである」と書かれている．また，過去の海外の報告では，VEGF阻害薬の硝子体内注射を，抗菌薬投与は行わず5％ポビドンヨードを用いて行い，注射施行前，施行3か月後の結膜囊培養における表皮ブドウ球菌の薬剤感受性の相違について検討したところ，抗菌薬の感受性は注射前後で有意差はみられず，経時的変化では結膜囊環境に変化を及ぼさなかったと報告しており[7]，その結果より，抗菌薬を使用しなければ結膜囊の環境を変化させない可能性を示唆している．本邦からの報告では，抗菌薬を使用せずにPA・ヨード点眼を用いて1,090例4,093回の硝子体内注射を施行したが注射後の感染性眼内炎の発生頻度は0％であったとの報告もみられる[8]．

感染性眼内炎の予防効果について整理する．過去の review article[9]~[11]を調べると，硝子体内注射前後における抗菌薬点眼は感染性眼内炎を予防する効果はない，抗菌薬の使用の有無で注射後の感染性眼内炎の発症頻度に有意差はみられなかった，などの海外のエビデンス報告が増加してい

る．また，本邦から報告された2つの研究では，抗菌薬使用の有無で，眼内炎発症頻度に差がないことも報告された[12)13)]．もし抗菌薬点眼効果についてあえて論理的根拠を考えるとすれば，VEGF阻害薬の硝子体内注射においては，注射針の刺入部からの細菌の侵入の可能性はあるが創部を伴うことはないため，注射後の抗菌薬投与よりは注射前の処方のほうが少しは理にかなっていると述べている[9)~11)]．注射後の感染性眼内炎の発症率は，注射直後や注射後5日間の抗菌点眼薬の投与群のほうが抗菌薬点眼をしない群に比べ高率だったとの報告[14)]や，現在，本邦における硝子体内注射後の感染性眼内炎の発症頻度は0.01~0.16%と白内障手術後の眼内炎より低い傾向にあり[13)]，また，日本国内での多施設研究では0.038%と報告している[15)]．

このような背景で，約10年前の海外のガイドラインでは，通常の患者において，VEGF阻害薬硝子体内注射前後の抗菌点眼薬を使用しないことが推奨されている．2013年2月American Academy of Ophthalmology（AAO）のChoosing Wisely指導文[16)]において，"Don't routinely provide antibiotics before or after injections into the vitreous cavity of the eye."と呼びかけられ，Vision Academy[17)]やAmerican Society of Retina Specialists（ASRS）[18)]からも同様の内容のガイドラインが発出されている．VEGF阻害薬硝子体内注射の施行ごとに抗菌薬を点眼された患者の結膜嚢および鼻粘膜常在菌は耐性を獲得しやすいとの報告[19)]や，術後眼内炎予防には抗菌点眼薬投与を行わないで術直前のヨード洗浄が有効で[20)]，周術期にヨード製剤をという動向もみられる．現状，本邦においては，硝子体内注射の感染予防目的の抗菌薬使用の有無は施設により様々で，一定の見解に達していない．

上記のような現状を受け，VEGF阻害薬硝子体内注射前後の抗菌薬点眼処方について，日本網膜硝子体学会は次のように推奨している．

①注射前の適切な消毒および推奨されている注射手順を守る（黄斑疾患に対する硝子体内注射ガイドライン．日眼会誌，120(2)：87-90，2016．を参照）．

②通常の患者（感染症のリスクが高くない患者）には注射前後の抗菌薬点眼を使用しなくてもよい（①を遵守していれば抗菌薬点眼は原則不要であり，**耐性菌の問題から抗菌薬は使用しないことが推奨される**）．

文　献

1) 小椋祐一郎，髙橋寛二，飯田知弘；日本網膜硝子体学会硝子体注射ガイドライン作成委員会：黄斑疾患に対する硝子体内注射ガイドライン．日眼会誌，**120**(2)：87-90，2016.

2) 日本糖尿病眼学会診療ガイドライン委員会：糖尿病網膜症診療ガイドライン（第1版）．日眼会誌，**124**(12)：955-981，2020.

3) 村田敏規：糖尿病網膜症診療ガイドラインで世界をリードするために．あたらしい眼科，**38**：315-318，2021.

4) WHO：抗微生物薬耐性対策．
https://www.who.int/groups/one-health-global-leaders-group-on-antimicrobial-resistance

5) 厚生労働省：薬剤耐性（AMR）対策アクションプラン．
https://www.mhlw.go.jp/stf/seisakunitsuite/bunya/0000120172.html

6) 日本化学療法学会/日本外科感染症学会：【脳神経外科および眼科】術後感染予防抗菌薬適正使用のための実践ガイドライン（追補版）．日化療会誌，**68**：310-320，2020.
   Summary VEGF阻害薬硝子体内注射前後の抗菌点眼薬に関するガイドライン．すでにアメリカでは10年前に発出されていた．

7) Hsu J, Gerstenblith AT, Garg SJ, et al：Conjunctival flora antibiotic resistance patterns after serial intravitreal injections without postinjection topical antibiotics. Am J Ophthalmol, **157**(3)：514-518.e1, 2014.

8) 永井和樹，松本英孝，森本雅格ほか：抗菌薬を使用しない抗VEGF薬硝子体内注射の安全性．眼臨紀，**11**：688-693，2018.

9) Sigford DK, Reddy S, Mollineaux C, et al：Global reported endophthalmitis risk following intravitreal injections of anti-VEGF：a literature review

and analysis. Clin Ophthalmol, **9** : 773-781, 2015.
(Review)

10) d'Azy CB, Pereira B, Naughton G, et al : Antibio-prophylaxis in prevention of endophthalmitis in intravitreal injection : A systematic review and meta-analysis. PLoS One, **11**(6) : e0156431, 2016. (Review)

11) Hunyor AP, Merani R, Darbar A, et al : Topical antibiotics and intravitreal injections. Acta Ophthalmol, **96** : 435-441, 2018.(Review)

12) Tanaka K, Shimada H, Mori R, et al : No increase in incidence of post-intravitreal injection endophthalmitis without topical antibiotics : a prospective study. Jpn J Ophthalmol, **63** : 396-401, 2019.

13) Morioka M, Takamura Y, Nagai K, et al : Incidence of endophthalmitis after intravitreal injection of an anti-VEGF agent with or without topical antibiotics. Sci Rep, **10** : 22122, 2020.

14) Cheung CSY, Wong AWT, Lui A, et al : Incidence of endophthalmitis and use of antibiotic prophylaxis after intravitreal injections. Ophthalmology, **119** : 1609-1614, 2012.

15) Inoue M, Kobayakawa S, Sotozono C, et al : Evaluation of the incidence of endophthalmitis after intravitreal injection of anti-vascular endothelial growth factor. Ophthalmologica, **226** : 145-150, 2011.

16) Avery RL, Bakri S, Blumenkranz MS, et al : Intravitreal injection technique and monitoring. Updated guidelines of an expert panel. Retina, **34** : S1-S18, 2014.

17) Vision Academy : Vision Academy Viewpoint. Use of topical antibiotics with intravitreal injections.
https://www.visionacademy.org/sites/g/files/vrxlpx35006/files/2023-10/Use-of-topical-antibiotics-with-intravitreal-injections-Viewpoint.pdf

18) Lam LA, Mehta S, Lad EM, et al : Intravitreal injection therapy : Current Techniques and supplemental services. J Vitreoretin Dis, **22** : 438-447, 2021.(Clinical practice guidelines)

19) Sakisaka T, Iwasaki T, Ono T, et al : Changes in the preoperative ocular surface flora with an increase in patient age : A surveillance analysis of bacterial diversity and resistance to fluoroquinolone. Graefes Arch Clin Exp Ophthalmol, **261** : 3231-3239, 2023.

20) Bhavsar AR, Glassman AR, Stockdale CR, et al : Elimination of topical antibiotics for intravitreal injections and the importance of using povidone-iodine. Update from the diabetic retinopathy clinical research network. JAMA Ophthalmol, **134** : 1181-1183, 2016.

Monthly Book

OCULISTA

2021.3月増大号 No.96

眼科診療ガイドラインの活用法

編集企画 白根雅子 しらね眼科院長
2021年3月発行　B5判　156頁
定価5,500円(本体5,000円+税)

活用法のほかにも，
簡単な概要や**制作時の背景**，
現状の問題点なども含めて
解説された眼科医必携の
増大号です！

目次
- 緑内障診療ガイドラインについて
- ドライアイ診療ガイドラインについて
- 黄斑ジストロフィの診断ガイドラインについて
- 急性帯状潜在性網膜外層症（AZOOR）の診断ガイドラインについて
- 斜視に対するボツリヌス療法に関するガイドラインについて
- ぶどう膜炎診療ガイドラインについて
- 屈折矯正手術のガイドラインについて
- オルソケラトロジーガイドラインについて
- 重症多形滲出性紅斑　スティーヴンス・ジョンソン症候群・中毒性表皮壊死症診療ガイドラインについて
- 網膜色素変性診療ガイドラインについて
- 黄斑疾患に対する硝子体内注射ガイドラインについて
- コンタクトレンズ診療ガイドラインについて
- 抗アクアポリン4抗体陽性視神経炎診療ガイドラインについて
- 水晶体囊拡張リング使用ガイドラインについて
- 感染性角膜炎診療ガイドラインについて
- ベーチェット病眼病変診療ガイドラインについて
- 眼瞼けいれん診療ガイドラインについて
- アレルギー性結膜疾患診療ガイドラインについて
- 眼内長期滞留ガス(SF_6, C_3F_8)使用ガイドラインについて
- アデノウイルス結膜炎院内感染対策ガイドラインについて
- 眼科ライブ手術ガイドラインについて
- 加齢黄斑変性症に対する光線力学的療法のガイドラインについて
- ウイルス性結膜炎のガイドラインについて

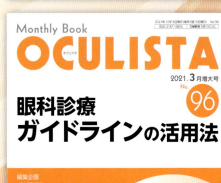

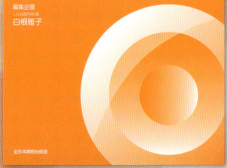

全日本病院出版会
〒113-0033　東京都文京区本郷 3-16-4　Tel：03-5689-5989
www.zenniti.com　　　　　　　　　　　Fax：03-5689-8030

特集／眼科医が知っておくべき糖尿病網膜症診療ストラテジー

V. 治療

糖尿病黄斑浮腫に対する第一世代 抗VEGF薬治療

堤　和佳子[*1]　中尾新太郎[*2]

Key Words: 糖尿病黄斑浮腫(diabetic macular edema)，糖尿病黄斑症(diabetic maculopathy)，大規模スタディ(large-scale study)，リアルワールドスタディ(real world study)，抗VEGF薬治療(anti-VEGF therapy)

Abstract：糖尿病黄斑浮腫(diabetic macular edema：DME)は，糖尿病網膜症のなかで増殖網膜症と並び，視力低下をきたす病態である．糖尿病網膜症診療において，増殖網膜症が減少傾向にある現在，DME診療はますます重要となっている．第一世代 抗VEGF薬と呼ばれるラニビズマブとアフリベルセプトは，DMEへの適応からすでに約10年が経過した．その過程において，多くの大規模スタディが施行され，高いエビデンスレベルで中心窩網膜厚減少と視力改善効果が示されている．これら第一世代 抗VEGF薬は，DMEに対する抗VEGF薬治療における投与方法を含め，様々な薬剤特性も明らかにしてきた．その一方でリアルワールドスタディでは，undertreatmentなど臨床上の問題点が浮き彫りになっている．近年登場した第二世代 抗VEGF薬の使い方や使い分けを考えるうえでも，第一世代の薬剤とそこから得られた知見を理解しておくことは重要である．

糖尿病黄斑浮腫における抗VEGF薬治療

糖尿病黄斑浮腫(diabetic macular edema：DME)は，糖尿病網膜症において血漿成分の血管外漏出により黄斑浮腫を生じる疾患であり，最終的には神経網膜の障害により視力低下をきたす．DMEは糖尿病患者における視力障害の主な原因であるが，増殖網膜症が減少傾向にある現在，糖尿病網膜症診療におけるDMEの管理はますます重要となっている．長らくDME治療は，レーザー光凝固，ステロイド，硝子体手術によって行われてきたが，その治療選択の難しさや治療基準の曖昧さから，各医師の判断に頼るところが大きく，視力維持が困難な症例も少なくなかった．

分子生物学の発展により，DMEにおいて様々なサイトカインの病態関与が明らかとなった．そのなかでヒスタミンの約5万倍の血管透過性亢進能を有する血管内皮細胞増殖因子(VEGF)が着目され，その発見から約20年でVEGF阻害薬の開発に至っている[1]．薬剤に関する多くの大規模スタディが実施され，視力改善と浮腫軽減における有用性がエビデンスとともに証明された．その結果，現在では抗VEGF薬治療がDME治療の第一選択となっている．しかし，その薬剤特性を十分に理解し使用することが，視力改善という治療目標にとって大切であることは言うまでもない．本稿では第一世代 抗VEGF薬と呼ばれるラニビズマブ，アフリベルセプトについて主に解説する．

[*1] Wakako TSUTSUMI, 〒113-8421　東京都文京区本郷2-1-1　順天堂大学大学院医学研究科眼科学，助手
[*2] Shintaro NAKAO, 同，主任教授

表 1. ラニビズマブとアフリベルセプトの比較表

両薬剤とも 2014 年に糖尿病黄斑浮腫への適応となり，0.05 ml の硝子体内投与を行う．ラニビズマブは分子量が小さく，VEGF-A を特異的に阻害する．アフリベルセプトのほうが VEGF への親和性は高く VEGF-A 以外とも結合する．それぞれの導入期は 3 回と 5 回である．

	ラニビズマブ	アフリベルセプト
製品名	ルセンティス®	アイリーア®
薬剤	組換えヒト化マウス抗ヒトモノクローナルFab 断片	遺伝子組換え融合タンパク質
分子量	～48×10³	97～115×10³
結合分子	VEGF-A	VEGF-A, -B, PlGF, Galectin-1
VEGF 親和性	1	80～140
眼内半減期	2.6 日	4.8～5.5 日
販売開始年	2009	2012
DME 適応年	2014	2014
投与量濃度	0.5 mg10 mg/ml0.05 ml	2 mg40 mg/ml0.05 ml
導入期	3 回	5 回

第一世代 抗 VEGF 薬（表 1）

抗 VEGF 薬において，最初に DME への適応となったのがラニビズマブとアフリベルセプトである．ラニビズマブは 2009 年に加齢黄斑変性に対する適応として承認後，2014 年に DME に対しても適応拡大となった．アフリベルセプトは 2012 年に登場し，加齢黄斑変性への適応後，2014 年に DME に対して適応拡大となっている．

1. ラニビズマブ（表 1）

ラニビズマブは VEGF-A に対する組換えヒト化マウス抗ヒトモノクローナル抗体の Fab（antigen binding fragment）断片で，VEGF 分子中の VEGF 受容体結合ドメインに結合する．分子量 48,000 であり，硝子体注射における硝子体中の半減期は約 9 日間，血清中の半減期は約 2.6 日とさ

れ，眼内作用期間は 27～42 日とされる[2]．抗原と結合する Fab 領域のみで作られており，VEGF との親和性を増強して製品化された．Fc 領域を持たないため，Fc 受容体に認識されず細胞内取り込みが少なく眼内にとどまりやすい．全長のモノクローナル抗体よりも分子量が小さいため，網膜や脈絡膜への浸透性が高く，血中での半減期も短いとされている．

＜臨床試験（表 2）＞

1）Protocol I（DRCR net.）[3]〜[5]

ラニビズマブに対する最初の必要時投与（pro re nata：PRN）検証スタディである．レーザー光凝固にラニビズマブまたはステロイド（トリアムシノロン）併用群と，レーザー光凝固単独群が比較検討された[3]．ラニビズマブ＋レーザー光凝固群はレーザー光凝固単独群またステロイド＋レーザー光凝固群に比べ，有意に視力改善を示した．ステロイド＋レーザー光凝固群は偽水晶体群ではラニビズマブ＋レーザー光凝固群との間に有意差はなかったため，白内障の影響とされている．これにより，レーザー光凝固下でのラニビズマブの有用性が示された．その後，本試験の 5 年成績まで示され，経過とともに年ごとの必要本数（4，5 年目の投与本数中央値が 0 または 1）が減少することが明らかになった．これは毎月投与でなく，必要時投与でも長期的な視力改善効果を実証することとなった[4]．しかし，5 年経過で 40％程度しか 0.8 以上の視力を得られないことも明らかとなっている[4]．さらに投与を持続していくと効果不応症例は減少するものの，3 年間で 40.1％の症例が依然として浮腫の持続が確認された．このことはラニビズマブに対して治療抵抗 DME 症例が存在することを示唆している[5]．

2）RESTORE study[6][7]

ラニビズマブ単独投与群，レーザー光凝固単独群，ラニビズマブ＋レーザー光凝固併用群が比較検討された．ラニビズマブ単独投与群が設けられた点が特徴である．レーザー光凝固単独群に比べ，ラニビズマブ単独投与群，ラニビズマブ＋

レーザー光凝固併用群はともに有意に視力改善，中心窩網膜厚減少を示した．ラニビズマブ単独投与群とラニビズマブ＋レーザー光凝固併用群間には有意な差は認めなかった[6]．さらに2年目以降はレーザー光凝固単独群において，ラニビズマブ投与によるレスキュー治療が許容され，3年成績で中心窩網膜厚は追いつくものの，視力改善ではラニビズマブ単独投与群に追いつかないことが示された．このことは早期のラニビズマブ投与が長期的な視力改善に必要であることを示唆している[7]．

3）REVEAL study[8]

ラニビズマブを対象とした日本人を含むアジア人DMEにおける第Ⅲ相国際共同臨床試験である．3＋PRNでRESTORE studyと同様の3群で施行された．同様にレーザー光凝固単独群に比べ，ラニビズマブ単独投与群，ラニビズマブ＋レーザー光凝固併用群はともに有意に視力改善，中心窩網膜厚減少を示した．興味深いことにラニビズマブ単独投与群に比べ，ラニビズマブ＋レーザー光凝固併用群で有意な中心窩網膜厚減少を示した結果となっている[8]．

4）RISE および RIDE study[9][10]

ラニビズマブのDMEに対する有効性を示した第Ⅲ層試験で多施設共同，無作為化，二重盲検，プラセボ対照のスタディである．本試験は18歳以上の759人を対象とし，ラニビズマブ0.3 mgと0.5 mg，そしてシャムとを比較した．ラニビズマブ群は毎月注射を行った点が特徴であり，ラニビズマブの最大治療効果を検討したと言える．結果としてはラニビズマブ投与群ではシャム注射群と比べて，15文字以上の視力改善を認めた患者が有意に多く，ラニビズマブ投与群で網膜厚の有意な減少を認めた[9]．さらに網膜静脈閉塞症や加齢黄斑変性と異なり，視力改善において毎月投与によりラニビズマブ0.3 mgと0.5 mgに有意な差がDMEでは認められない結果となった（24か月でそれぞれ11.9文字，12.0文字改善）．また，シャム注射群に対して3年目からラニビズマブの投与

を行うも視力改善はラニビズマブ投与群と比べると乏しかったという結果も出ており，DMEに対しては治療開始が遅れると，改善効果が乏しいことが示唆された[10]．さらに興味深いことに，サブ解析により硬性白斑も有意に減少することが示されている[11]．

5）RETAIN study[12]

ラニビズマブ（0.5 mg）単独投与における treat & extend（TAE）と PRN投与を比較した[12]．本試験ではTAEにおいて，PRN投与に比べ視力改善の非劣性が証明された．TAE群では投与本数は多い傾向にあるものの，来院回数が少ない傾向となることが示されている．

2．アフリベルセプト（表1）

アフリベルセプトはVEGF受容体の細胞外ドメインとヒトIgG1のFc部分を融合させた遺伝子組換え融合タンパク質である．アフリベルセプトはVEGF-A，VEGF-B，および胎盤成長因子（PlGF）を強力に結合し，VEGF受容体1，2への結合および活性化を阻害する．タンパク質と薬剤の結合親和性を表す平衡解離定数 K_D 値（小さいほど結合能力が高い）はVEGFR-1結合ドメインで10～30pM，VEGFR-2結合ドメインで100～300pMとVEGFR-1ドメインで強力にVEGFをトラップする．このようにVEGF-Aとの親和性はラニビズマブの約80～140倍を有し，硝子体における活性継続期間もラニビズマブと比べて約2倍に長くなっている[13][14]．またGalectin-1という細胞接着や血管新生，免疫抑制に関与する因子にも結合することが報告されている[15]．

＜臨床試験（表2）＞

・VIVID/VISTA 試験[16][17]

アフリベルセプトのDMEに対する有効性について，レーザー光凝固術に対する優越性，安全性などを検討した第Ⅲ相臨床試験，日本・欧州・オーストラリアで行われたVIVID試験と米国で行われたVISTA試験がある．18歳以上の800人以上の患者を対象に行われた．対象をアフリベルセプト2.0 mg毎月投与群，アフリベルセプト2.0

表 2. 臨床研究の表

数多くの糖尿病黄斑浮腫に対する抗 VEGF 薬の臨床研究が行われ, その一部を示す. ラニビズマブ(IVR), アフリベルセプト(IVA), 比較試験である Protocol T, リアルワールドスタディをそれぞれピンク, 青, 緑, 黄色で示す. 臨床試験において, レーザーとの併用有無, 必要時投与(PRN), treat & extend(TAE)と様々なプロトコールで施行された. 投与本数は初年度 6.8〜12.2 本, 視力改善は ETDRS 文字数で 5.7〜13.3 文字であるが, 一般的にはベースライン視力が低いほど視力改善が大きいとされる. 一方, リアルワールドスタディでは投与本数が少ない傾向にあり, 視力改善は 2.5〜5.5 文字と乏しい傾向が示されている.

Study	Mean BCVA	視力改善 (ETDRS 文字数)	薬剤	protocol	初年度本数	
Protocol I	63.0	9.0	IVR+PC	4+PRN	9	Elman MJ, Aiello LP, et al. Ophthalmology, 2010
RESOLVE	60.2	10.3	IVR	3+PRN	10	Massin P, Bandello F, et al. Diabetes Care, 2010
RESTORE	64.8, 63.4	6.8	IVR±PC	3+PRN	7, 6.8	Mitchell P, Bandello F, et al. Ophthalmology, 2011
REVEAL	58.8, 58.5	5.9, 5.7	IVR±PC	3+PRN	7.8, 7.0	Ishibashi T, et al. Ophthalmology, 2015
RETAIN	61.6〜64.7	5.9, 5.7, 6.8	IVR+PC	3+TAE or 3+PRN	7.6, 7.7, 7.0	Prunte C, et al. Br J Ophthalmol, 2016
RISE	56.9	11.9	IVR	Montly	12	Nguyen QD, et al. Ophthalmology, 2012
RIDE	56.9	12.0	IVR	Montly	12	Nguyen QD, et al. Ophthalmology, 2012
DA VINCI	58.8〜59.6	12.0	IVA	3+PRN	10.8, 7.2, 7.4	Do DV, Nguyen QD Ophthalmology, 2012
VIVID	58.8〜60.8	10.5, 10.7	IVA	5+2q4/8	12.2, 8.7	Korobelnik JF, Do DV, et al. Ophthalmology, 2014
VISTA	58.9〜59.4	12.5, 10.7	IVA	5+2q4/8	11.8, 8.4	Korobelnik JF, Do DV, et al. Ophthalmology, 2014
Protocol T	64.8	11.2/13.3	IVR/IVA	6+PRN or TAE	9.4/9.2	Wells JA, Glassman AR, et al. N Engl J Med, 2015
MERCURY	LogMAR 0.43	LogMAR−0.08	IVR	リアルワールド	3.2±2.0	Sakamoto T, et al. Graefe Arch Clin Exp Ophthalmol, 2022
LUMINOUS	56.3	3.5	IVR	リアルワールド	4.5	Mitchell P, et al. PLoS One, 2020
US real world	57.9	4.0/5.5	IVR/IVA	リアルワールド	7.7/7.5	Ciulla TA, et al. Ophthalmol Retina, 2018
DRAKO	71.4	2.5	IVA	リアルワールド	6.4	Sivaprasad S, et al. Eye, 2022

mg の 8 週ごとの投与(初回 5 回は毎月投与)群, レーザー光凝固群の 3 群に無作為に分けて比較検討された. その結果, アフリベルセプト投与群ではともに 10 文字以上の視力改善が得られたのに対し, レーザー光凝固群では 1 文字程度の改善にとどまった[16]. また, 15 文字以上の改善が得られた割合もアフリベルセプト投与群では 30〜40% であるのに対し, レーザー光凝固群では 8〜9% にとどまっていた. さらに 8 週ごとの投与と毎月投与群に有意な差は認めなかった. OCT でも中心網膜厚の有意な減少が得られ, DME に対するアフリベルセプトの有効性が示された. また半年後からレーザー光凝固群にアフリベルセプトのレスキュー投与が行われたが, 視力では単独群に追いつかずラニビズマブと同様の結果となっている.

薬剤間の相違

大規模スタディを単純に比較するのは好ましくないが, 全体像を把握するには有用であり, そこから見える知見もある. Dugel らは 9 つのラニビ

ズマブ0.5 mgとアフリベルセプト2.0 mgに関するDMEのランダム化臨床治験を比較検討している[18]．ベースラインの視力と視力改善が強い逆相関を示すことが示された．さらにその投与レジメンや薬剤にかかわらず，12か月の最終視力は同等という"シーリング効果"があると記載した．つまり，12か月間の評価では投与前視力が悪いほど，その改善幅は広く，最終到達視力に変わりがないと考えられた．これらは大規模スタディであり，患者の背景も揃えられ，また投与スケジュールも管理されているため，これが実臨床では当てはまらない可能性はあるものの，DMEにおける抗VEGF薬治療の限界が示された結果とも言える．しかし，第一世代の薬剤に限ったことであるため，現在使用が開始された第二世代では当てはまらないことも考えられる．

　血清中のVEGFへの影響にも差が報告されている．Hiranoらは投与後，1週間と4週間での血清VEGF濃度を測定し，アフリベルセプトやベバシズマブでは投与前と比較し有意な減少を認めたが，ラニビズマブでは有意な減少を認めなかった[19]．

＜臨床試験＞

薬剤間の違いに関する代表的な大規模スタディを以下に示す．

・Protocol T（DRCR.net）[20)~22)]

アフリベルセプト，ラニビズマブ（本邦での使用は0.5 mgだが本研究では0.3 mgを使用），ベバシズマブの硝子体内投与の有効性および安全性について比較検討された．アフリベルセプトは投与前視力20/50以下の患者では1年目の視力改善およびOCTの評価において最も効果が高く，投与前視力20/50以上の患者ではラニビズマブやベバシズマブと比べて有意な差は認めなかった[20]．しかし，2年目では投与前視力20/50以下の患者においても3群間に有意差を認めない[21]．また，本研究は3年目以降ではプロトコールがなく，投与不要例も多く観察された．視力は5年間の長期成績ではやや低下傾向を認めたものの，ベースラ

イン視力までの低下は認めていない[22]．

リアルワールドスタディから見えてきたもの（表2）

　これら第一世代の薬剤が幅広く普及し，臨床現場で使用されるにつれて，大規模スタディにおける結果との乖離が見えてきた．そのため，実臨床に則したリアルワールドスタディが行われるようになった．Sakamotoらは，我が国の網膜専門医におけるDMEに対するラニビズマブ投与を調査し，12か月での投与本数は3.2本と大規模スタディに比べ少ないことが示された（MERCURY study）．また最初の2か月での投与が3回だった群では12か月で有意な視力改善を認めたのに対し，1~2回だった群では有意な視力改善を示さないことを報告した[23]．この結果は第一世代によるDME治療において，導入期治療の重要性を示唆している．世界42か国で行われたその他リアルワールドスタディ（LUMINOUS study）でも導入期ありで視力改善傾向という同様の結果が示されており，少なくとも第一世代によるDME治療においては十分な投与本数が視力改善に必要であることが示唆された[24]．Sugimotoらは，これらundertreatmentの原因として経済的理由が最多であることを報告している[25]．これらより，DMEに対する抗VEGF薬治療は我が国のみならず世界中で幅広く使用されるようになったが，その効果は導入期と維持期の管理が前提となっており，その投与管理には経済的な問題が障壁となっていることが浮き彫りになっている．

　一方，米国において導入期を施行した15,608眼を対象としたリアルワールドスタディでは，IVR，IVAともに12か月で7.7本，7.5本の投与にかかわらず，過去の大規模スタディに比べ12か月の視力改善がそれぞれ4.0文字，5.5文字であった．この原因として，大規模スタディと異なり，実臨床では良好な視力症例も多く存在すること，黄斑虚血や黄斑萎縮例も含まれていることが示唆された[26]．また，英国のIVAによるリアルワールドスタディ（DRAKO study）では12か月の視力改善

が＋2.5文字と低く，アドヒアランスと糖尿病自体のコントロールの重要性が述べられている[27].

安全性と副作用

　ラニビズマブとアフリベルセプトはいずれも薬剤による副作用はごく稀であり，注射部位における結膜下出血など，硝子体注射自体による副作用が主に報告されている．また薬剤による全身の副作用も非常に稀であり，比較的安全性の高い薬剤ということが言われているが，注意すべき全身の副作用としては脳心血管系イベントの発生である．脳卒中や心筋梗塞などの動脈血栓塞栓症が起こる可能性が示唆されており，実際にラニビズマブ投与群とシャム注射群での動脈血栓塞栓症の発生リスクについての比較が行われた調査では，ラニビズマブ注射投与群において動脈血栓塞栓症のリスクがあるという報告もある．上記 Protocol T では IVR 群において，動脈血栓塞栓系の副作用が多く観察されている[21].　そのため，いずれの薬剤においても高齢者や脳心血管系の既往のある患者については慎重に投与することとされる．さらに網膜で生理的に分泌されている VEGF-A を阻害することで，脈絡毛細血管板の障害が生じ，網膜色素上皮や視細胞に障害をきたしうる可能性が示唆されてきたが，第一世代の薬剤では発売から10年以上経過しているものの，結論には至っていない．

最後に

　第一世代 抗 VEGF 薬の登場によって DME 治療は劇的に変化し，既存のレーザー光凝固による視力維持から視力改善が期待できる疾患となった．多くの大規模スタディを通して，抗 VEGF 薬治療における DME 特有の特性も見えてきた（表3）．投与法は固定投与でなくとも PRN，TAE ともに視力改善が見込め，また第一世代では薬剤間の違いは長期的には大きくなく，年次ごとの必要本数の減少が見込まれる．しかし，治療継続によっても一定数の難治症例は存在し，長期的な視

表 **3**．第一世代 抗 VEGF 薬でわかったこと

1.　VEGF 単独阻害による中心窩網膜厚軽減と視力改善
2.　PRN 投与でも TAE 投与でも最高視力に変わりない
3.　年次ごとに必要本数が減少する
4.　導入期治療が長期視力予後に重要
5.　網膜症病期の改善
6.　硬性白斑の減少
7.　一定数の治療抵抗症例の存在
8.　Undertreatment では視力改善不十分

力改善には早期治療が必須である．またリアルワールドスタディからは導入期の重要性とともに，実臨床では undertreatment の傾向にあることが浮き彫りになっている．この要因としては，高額な薬価とともに一定数の投与本数が必要であるという経済的側面が挙げられている．これら第一世代 抗 VEGF 薬で見えてきた課題に対して，現在新たな薬剤が登場している．DME 治療において抗 VEGF 薬治療が第一選択であることに疑いはなく，今後オーダーメイド治療も含めた最適化が期待される．

文　献

1) Senger DR, Connolly DT, Van de Water L, et al：Purification and NH2-terminal amino acid sequence of guinea pig tumor-secreted vascular permeability factor. Cancer Res, **50**(6)：1774-1778, 1990.
　Summary　VEGF が強力な血管透過性亢進能を有することを示した文献．

2) Muether PS, Droege KM, Fauser S：Vascular endothelial growth factor suppression times in patients with diabetic macular oedema treated with ranibizumab. Br J Ophthalmol, **98**(2)：179-181, 2014.
　Summary　ラニビズマブの DME への有効性を示した文献．

3) Diabetic Retinopathy Clinical Research Network；Elman MJ, Aiello LP, Beck RW, et al：Randomized trial evaluating ranibizumab plus prompt or deferred laser or triamcinolone plus prompt laser for diabetic macular edema. Ophthalmology, **117**(6)：1064-1077. e35, 2010.

Summary DME においてラニビズマブの必要時投与で視力改善を示した文献.

4) Elman MJ, Ayala A, Bressler NM, et al：Intravitreal Ranibizumab for diabetic macular edema with prompt versus deferred laser treatment：5-year randomized trial results. Ophthalmology, **122**(2)：375-381, 2015.
Summary DME に対するラニビズマブ必要時投与でも長期的視力が改善することを示した文献.

5) Bressler SB, Ayala AR, Bressler NM, et al：Persistent Macular Thickening After Ranibizumab Treatment for Diabetic Macular Edema With Vision Impairment. JAMA Ophthalmol, **134**(3)：278-285, 2016.
Summary DME に対するラニビズマブ投与において治療抵抗例の存在を示した文献.

6) Mitchell P, Bandello F, Schmidt-Erfurth U, et al：The RESTORE study：ranibizumab monotherapy or combined with laser versus laser monotherapy for diabetic macular edema. Ophthalmology, **118**(4)：615-625, 2011.
Summary DME に対するラニビズマブ単独投与での有効性を初めて示した文献.

7) Schmidt-Erfurth U, Lang GE, Holz FG, et al：Three-year outcomes of individualized ranibizumab treatment in patients with diabetic macular edema：the RESTORE extension study. Ophthalmology, **121**(5)：1045-1053, 2014.
Summary DME に対するラニビズマブ治療では早期投与が視力に影響を及ぼすことを示した文献.

8) Ishibashi T, Li X, Koh A, et al：The REVEAL Study：Ranibizumab Monotherapy or Combined with Laser versus Laser Monotherapy in Asian Patients with Diabetic Macular Edema. Ophthalmology, **122**(7)：1402-1415, 2015.
Summary DME に対するラニビズマブ治療において日本人における有効性を示した文献.

9) Nguyen QD, Brown DM, Marcus DM, et al：Ranibizumab for diabetic macular edema：results from 2 phase Ⅲ randomized trials：RISE and RIDE. Ophthalmology, **119**(4)：789-801, 2012.
Summary DME に対するラニビズマブ毎月投与, つまり最大効果を検討した文献.

10) Brown DM, Nguyen QD, Marcus DM, et al：Long-term outcomes of ranibizumab therapy for diabetic macular edema：the 36-month results from two phase Ⅲ trials：RISE and RIDE. Ophthalmology, **120**(10)：2013-2022, 2013.
Summary DME に対するラニビズマブ毎月投与の長期成績を示した文献.

11) Domalpally A, Ip MS, Ehrlich JS：Effects of intravitreal ranibizumab on retinal hard exudate in diabetic macular edema：findings from the RIDE and RISE phase Ⅲ clinical trials. Ophthalmology, **122**(4)：779-786, 2015.
Summary DME に対するラニビズマブにより硬性白斑減少を示した文献.

12) Prunte C, Fajnkuchen F, Mahmood S, et al：Ranibizumab 0.5 mg treat-and-extend regimen for diabetic macular oedema：the RETAIN study. Br J Ophthalmol, **100**(6)：787-795, 2016.
Summary DME に対するラニビズマブの PRN と TAE 投与を比較した文献.

13) Fauser S, Muether PS：Clinical correlation to differences in ranibizumab and aflibercept vascular endothelial growth factor suppression times. Br J Ophthalmol, **100**(11)：1494-1498, 2016.
Summary ラニビズマブとアフリベルセプトの VEGF への阻害効果を示した文献.

14) Papadopoulos N, Martin J, Ruan Q, et al：Binding and neutralization of vascular endothelial growth factor(VEGF) and related ligands by VEGF Trap, ranibizumab and bevacizumab. Angiogenesis, **15**(2)：171-185, 2012.
Summary ラニビズマブの VEGF への生物活性を示した文献.

15) Kanda A, Noda K, Saito W, et al：Aflibercept Traps Galectin-1, an Angiogenic Factor Associated with Diabetic Retinopathy. Sci Rep, **5**：17946, 2015.
Summary アフリベルセプトの Galectin-1 への結合を示した文献.

16) Brown DM, Schmidt-Erfurth U, Do DV, et al：Intravitreal Aflibercept for Diabetic Macular Edema：100-Week Results From the VISTA and VIVID Studies. Ophthalmology, **122**(10)：2044-2052, 2015.
Summary DME に対するアフリベルセプトのレーザー光凝固への優越性(2年)を示した文献.

17) Heier JS, Korobelnik JF, Brown DM, et al：Intravitreal Aflibercept for Diabetic Macular Edema：148-Week Results from the VISTA and VIVID Studies. Ophthalmology, **123**(11)：2376-2385, 2016.

Summary DME に対するアフリベルセプトの
レーザー光凝固への優越性(3 年)を示した文献.

18) Dugel PU, Hillenkamp J, Sivaprasad S, et al: Baseline visual acuity strongly predicts visual acuity gain in patients with diabetic macular edema following anti-vascular endothelial growth factor treatment across trials. Clin Ophthalmol, **10**: 1103-1110, 2016.
Summary DME に対する抗 VEGF 薬の様々な大規模スタディを比較検討した総説.

19) Hirano T, Toriyama Y, Iesato Y, et al: Changes in Plasma Vascular Endothelial Growth Factor Level after Intravitreal Injection of Bevacizumab, Aflibercept, or Ranibizumab for Diabetic Macular Edema. Retina, **38**(9): 1801-1808, 2018.
Summary 抗 VEGF 薬の血中 VEGF への影響を検討した文献.

20) Diabetic Retinopathy Clinical Research Network; Wells JA, Glassman AR, et al: Aflibercept, bevacizumab, or ranibizumab for diabetic macular edema. N Engl J Med, **372**(13): 1193-1203, 2015.
Summary DME に対する抗 VEGF 薬の薬剤間相違(1 年)を検討した文献.

21) Wells JA, Glassman AR, Ayala AR, et al: Aflibercept, Bevacizumab, or Ranibizumab for Diabetic Macular Edema: Two-Year Results from a Comparative Effectiveness Randomized Clinical Trial. Ophthalmology, **123**(6): 1351-1359, 2016.
Summary DME に対する抗 VEGF 薬の薬剤間相違(2 年)を検討した文献.

22) Glassman AR, Wells JA 3rd, Josic K, et al: Five-Year Outcomes after Initial Aflibercept, Bevacizumab, or Ranibizumab Treatment for Diabetic Macular Edema(Protocol T Extension Study). Ophthalmology, **127**(9): 1201-1210, 2020.
Summary DME に対する抗 VEGF 薬の薬剤間相違(3 年)を検討した文献.

23) Sakamoto T, Shimura M, Kitano S, et al: Impact on visual acuity and psychological outcomes of ranibizumab and subsequent treatment for diabetic macular oedema in Japan(MERCURY). Graefes Arch Clin Exp Ophthalmol, **260**(2): 477-487, 2022.
Summary DME に対する抗 VEGF 薬治療のリアルワールドスタディ.

24) Mitchell P, Sheidow TG, Farah ME, et al: Effectiveness and safety of ranibizumab 0.5 mg in treatment-naive patients with diabetic macular edema: Results from the real-world global LUMINOUS study. PLoS One, **15**(6): e0233595, 2020.
Summary 世界 42 か国で実施された DME に対する抗 VEGF 薬治療のリアルワールドスタディ.

25) Sugimoto M, Tsukitome H, Okamoto F, et al: Clinical preferences and trends of anti-vascular endothelial growth factor treatments for diabetic macular edema in Japan. J Diabetes Investig, **10**(2): 475-483, 2019.
Summary 我が国における DME に対する抗 VEGF 薬治療において経済的な問題があることを明らかにした文献.

26) Ciulla TA, Bracha P, Pollack J, et al: Real-world Outcomes of Anti-Vascular Endothelial Growth Factor Therapy in Diabetic Macular Edema in the United States. Ophthalmol Retina, **2**(12): 1179-1187, 2018.
Summary 米国でのDMEに対する抗VEGF薬治療のリアルワールドスタディ.

27) Sivaprasad S, Ghanchi F, Kelly SP, et al: Evaluation of standard of care intravitreal aflibercept treatment of diabetic macular oedema treatment-naive patients in the UK: DRAKO study 12-month outcomes. Eye(Lond), **36**(1): 64-71, 2022.
Summary 英国でのDMEに対する抗VEGF薬治療のリアルワールドスタディで治療アドヒアランスと糖尿病コントロールの重要性を指摘した文献.

特集/眼科医が知っておくべき糖尿病網膜症診療ストラテジー

V. 治療

糖尿病黄斑浮腫に対する第二世代 抗VEGF薬治療

山田雄貴[*1] 髙村佳弘[*2]

Key Words: 糖尿病黄斑浮腫(diabetic macular edema), 血管内皮増殖因子(vascular endothelial growth factor), 光干渉断層計(optical coherence tomography), 毛細血管瘤(micro aneurysm), 眼内炎症(intra ocular inflammation)

Abstract: 糖尿病黄斑浮腫(DME)は,糖尿病眼合併症において視力をおびやかすものの1つとして挙げられる.治療のゴールドスタンダードは,DMEの原因である血管内皮増殖因子(以下,VEGF)を抑制する抗VEGF薬治療である.近年,DMEに対して新たな抗VEGF薬として,ブロルシズマブ(ベオビュ®;2022年),ファリシマブ(バビースモ®;2022年),アフリベルセプト(アイリーア®8 mg;2024年)が承認され,治療選択肢が広がっている.これらの薬剤はVEGFの抑制に加え,VEGF以外のサイトカインを抑制したり,VEGFそのものの抑制効果が強かったりと,薬剤ごとに特徴が異なる.最善の治療選択を行うために重要な,それぞれの薬剤特性を生かした使い分けに関するコンセンサスはまだ確立されていない.そこで本稿では第二世代と呼ばれる比較的新しい抗VEGF薬それぞれについて,第Ⅲ相臨床試験の内容や現在明らかになっているエビデンスを基に,各薬剤の特性と臨床に必要な知識を整理する.

はじめに

糖尿病黄斑浮腫(DME)は,糖尿病細小血管障害により産生された血管内皮増殖因子(VEGF)により,網膜血管の透過性が亢進し,漏出に伴う浮腫が黄斑部網膜の肥厚と層構造の乱れを生じ,視力が低下する病態である[1].糖尿病網膜症の早期から晩期まで,どの病期においても発症する可能性がある.DME治療においてVEGFを抑制する薬剤として,2014年にラニビズマブ(ルセンティス®;ノバルティスファーマ),アフリベルセプト(アイリーア2 mg®;バイエル薬品/参天製薬)が初めて承認された.その後約10年にわたり,この2剤がDME治療のゴールドスタンダードとなっていたが,2022年にブロルシズマブ(ベオビュ®;ノバルティスファーマ)とファリシマブ(バビースモ®;中外製薬)がDMEに適応する抗VEGF薬として登場した.さらに2024年にはアフリベルセプト(アイリーア®8 mg;バイエル薬品/参天製薬)が既存の2 mgを高用量にしたものとして承認された.これら3剤は新しい機序を含み,既存の2剤より強力な効果が期待されるため,第二世代 抗VEGF薬と位置づけられている.表1は3種類の第二世代 抗VEGF薬の特徴を,臨床でDMEに対して投与するという観点でまとめたものである.第一世代の薬剤の投与量は0.05 ml,導入期は4週ごとに3回,維持期の最短投与間隔は4週ごととすべて同じであった.しかし,第二世代では薬剤の特性や臨床試験の複雑化に伴って,薬剤ごとに推奨される用法用量が異なっている.導入期の

[*1] Yutaka YAMADA, 〒910-1193 福井県吉田郡永平寺町松岡下合月23-3 福井大学医学部眼科学教室,助教
[*2] Yoshihiro TAKAMURA, 同, 准教授

表 1. 3種類の第二世代 抗VEGF薬の特徴

	ブロルシズマブ ベオビュ®	ファリシマブ バビースモ®	アフリベルセプト アイリーア® 8 mg
DME適応取得年	2022年	2022年	2024年
製造会社	ノバルティスファーマ	中外製薬	バイエル薬品/参天製薬
阻害する因子	VEGF-A	VEGF-A, Ang2	VEGF-A, VEGF-B, PlGF
投与量	0.05 ml	0.05 ml	0.07 ml
導入期	6週ごとに5回	4週ごとに4回	4週ごとに3回
維持期最短投与間隔	8週	4週	8週

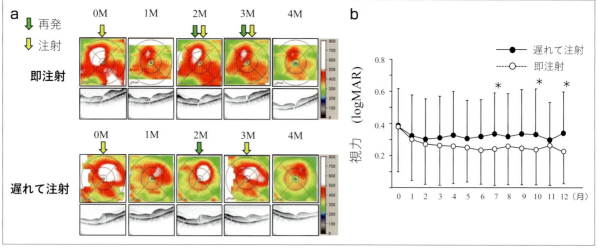

図 1. 抗VEGF薬治療が遅れることによる視機能への影響
a：上段は浮腫再発から1週間以内に追加治療ができた代表症例．下段は浮腫再発から追加治療まで3週間以上要した代表症例．黄色矢印は抗VEGF薬治療，緑矢印は再発時期を示す．
b：横軸が初回注射からの時間(月)，縦軸は対数視力．治療が遅れた群では12か月時点において有意に視力が悪い．

回数はそれぞれ違うものの，すべての薬剤の添付文書に「症状により投与回数を適宜減じる」とあるため，そこまで問題ではない．臨床上大事なのは，アフリベルセプト8 mgの投与量が0.07 mlであることと，ブロルシズマブおよびアフリベルセプト8 mgの維持期では8週より短い間隔の投与は認められないことである．

抗VEGF薬治療の現状

第二世代 抗VEGF薬はそれぞれ違う特性をもった薬であるが，それまでの第一世代の薬剤では成し得なかったアンメットニーズを解決できる可能性を期待されている．まず，投与間隔の延長である．そもそも抗VEGF薬は頻回投与が必要であり，そのたびに大きな経済的負担がかかることで知られる．日本の国民皆保険制度下であっても，片眼に投与するごとに3割負担の場合，約5万円の負担が必要になる．さらに，病勢によっては8週ごとの投与でも十分なコントロールが得られない症例も散見され，投与間隔の延長は社会経済的な観点からも非常に重要な課題である．適切なタイミングでの再投与ができず，投与間隔が伸びてしまう場合，つまり治療が後手に回ることを繰り返すと，視力不良となることが報告されている[2]．治療の遅れが視機能に悪影響を及ぼすということである(図1)．浮腫の再発時に即座に抗VEGF薬を注射した場合と3週間以上待機した場合を比較すると，前者で有意に視力良好である時期があった(*p＜0.05)．以上から，DMEに対する抗VEGF薬を用いた最も望ましい治療は，個々の症例において適切なタイミングを守り，継続していくことが極めて重要と考えられる．頻回投与

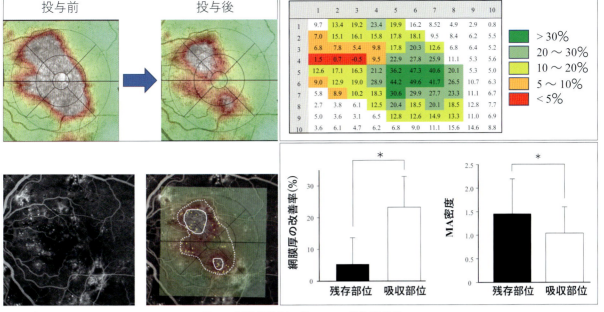

図 2. 網膜部位別の抗 VEGF 薬治療効果

a：左の OCT マップが初回投与前，右の OCT マップは抗 VEGF 薬治療 1 回投与後の代表症例，同一症例の左眼

b：黄斑部を中心に 6×6 mm の範囲を 100 等分した後に，それぞれの部位ごとの網膜厚減少率を計算した．濃い緑は 30％以上の改善，薄い緑は 20〜30％の改善，黄緑は 10〜20％の改善，オレンジは 5〜10％の改善，赤は 5％以下の改善を示す．

c：左は治療前のフルオレセイン蛍光眼底造影初期の画像．右は左の画像に OCT マップを重ねて，治療前後の浮腫の位置をマーキングしたもの．白点線が治療前の浮腫の範囲，白実線が治療後に残存した浮腫の範囲

d：c で示した残存部と吸収部それぞれでの網膜厚改善率(左)と毛細血管瘤密度(右)

が必要な症例では，受診頻度が高くなり，患者側の心理的負担も大きくなる．加えて，投与回数が増えるほど，脳卒中や眼内炎などの副作用のリスクも高くなる．これらの副作用は発生頻度が低いものの，長期的に数十回の投与が必要な場合，そのリスクも無視できない問題となる．

難治性 DME と MA の局在

次に，難治例についてである．確かに，抗 VEGF 薬は DME に対して強力な浮腫改善効果を示し，その登場から 10 年足らずでエキスパートのなかで第一選択となった．しかし，すべての症例ですべての浮腫が均一に消失するわけではなく，治療後も局所浮腫の残存例が少なくない．網膜厚の改善には網膜の部位ごとに差があり，つまり抗 VEGF 薬治療に抵抗性の領域があると考えられる[3]．図 2-a, b は，抗 VEGF 薬を単回投与した前後の光干渉断層計(OCT)マップの変化，および OCT による 3D 撮影を利用して黄斑中心 6×6 mm の領域を 100 のセクションに分けたうえで，網膜厚の改善率ごとに色分けしたものである．黄斑部付近では 30％以上の網膜厚の改善が得られた一方で，黄斑から鼻上側の浮腫が残存した領域では 5％を下回る改善しか得られなかった．改善するどころか，悪化した部分まで存在した．つまり，抗 VEGF 薬による網膜厚の改善は，すべての部位で一様に得られるわけではないことを示した．また図 2-c, d には残存領域と吸収領域ごとの毛細血管瘤(MA)の密度を表している．網膜厚改善率の低い，残存浮腫の領域には，治療開始前から MA が高密度に存在することが多い[3][4]．MA は網膜血管の周皮細胞が脱落することで形成され，MA の存在は DME の抗 VEGF 薬への抵抗性に関与すると報告されている[5]．MA は内皮細胞の増

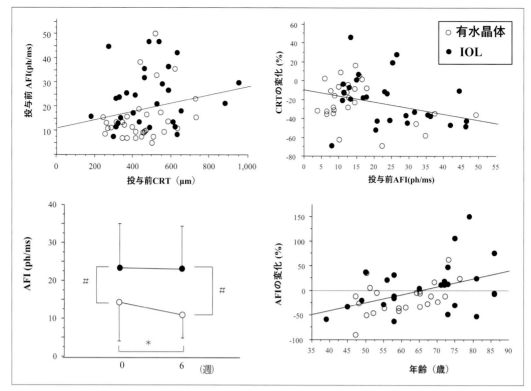

図 3. DME に対するブロルシズマブ投与前後の前房フレアの検討
a：投与前の中心網膜厚と投与前の前房フレアには正の相関があった．
b：投与前の前房フレアと投与前後の網膜厚変化率には負の相関があった．
c：有水晶体眼では投与前後で前房フレアの減少がみられた．眼内レンズ眼ではもともと有水晶体眼と比較して前房フレアは高く，投与前後で変化がみられなかった．
d：年齢と投与前後の前房フレアの変化率には正の相関があった．

殖による瘤状の塊であったり，袋状を呈したりと，その形態において多様性がある．周皮細胞の脱落と内皮細胞の増殖においては，transforming growth factor βや platelet-derived growth factor, angiopoietin といった炎症性サイトカインの関与が提唱されている[6)7)]．VEGF は網膜虚血領域の拡大とともに眼内レベルが上昇し，虚血領域に隣接して MA が形成されることから，VEGF は MA の形成に深く関与している[8)]．よって，VEGF を抑制することで MA が減少に通じることが考えられる．実際，抗 VEGF 薬治療により DME における MA の数が減少することが知られている[9)]．それでもなお，MA が高密度の領域では，抗 VEGF 薬治療後においても MA が残存するのだと考えられる．少なくとも現時点の DME に対する抗 VEGF 薬治療において，MA が克服すべきリスクファクターの 1 つと考えられる．

これらのアンメットニーズをどのように解決できるかが，今後登場するであろう新しい治療法への期待であり，第二世代 抗 VEGF 薬もその解決策の 1 つとして注目されている．それでは，第二世代 抗 VEGF 薬である 3 剤の特徴を臨床の現場に登場した順に紹介していく．

第二世代 抗 VEGF 薬の特徴

1．ブロルシズマブ

ブロルシズマブ（ベオビュ®）は遺伝子組み換え一本鎖抗体である．Fc 領域をもたない点はラニビズマブと両通であるが，モル用量で比較した場合にラニビズマブの約 22 倍の投与量となることから，VEGF-A への強い抑制作用が期待されている薬である．DME に対しての導入期投与は 6 週ごとに 5 回とされており，加齢黄斑変性症とは用法が違う．また維持期の最短投与間隔は 8 週と

なっており，他の薬剤との違いには注意が必要である．

DME を対象とした KESTREL/KITE 試験は，アフリベルセプト 2 mg に対するブロルシズマブの非劣勢を検証した第Ⅲ相臨床試験である．ブロルシズマブ 6 mg を 6 週ごと 5 回導入期投与後に，疾患活動性に応じて投与間隔が延長または短縮された．この判定には，視力や中心網膜厚だけでなく遮閉医師の裁量も認められたため，臨床に近い試験であったと言える．100 週において，導入期直後から投与間隔の短縮を必要としなかった患者の割合は，両試験とも約 70% であった．

このように強力な浮腫改善効果が期待されている一方で，眼内炎症(IOI)の発症が懸念されている．上記試験でも網膜血管炎，ぶどう膜炎などが報告されている．実臨床において，ブロルシズマブ単回投与後において前房炎症のマーカーとなるフレア値の変動を解析したところ，浮腫が改善した症例の多くはフレア値の低下が確認された[10]．図 3 に示すように，注射前においてフレア値が高い症例では浮腫も高度であったが，こうした症例ほど，ブロルシズマブ注射後にフレア値が低下し，浮腫も改善していた．ただし，フレア値の変化は年齢と相関しており，高齢であるほどフレア値は上昇した．白内障手術の既往のある眼内レンズ眼においては，有水晶体眼の患者と比べて年齢が有意に高く，フレア値の有意な低下を認めなかった．眼内レンズ眼でもブロルシズマブ投与により浮腫および視力は改善するが，有水晶体眼においては安定してフレア値の低下を示した症例が多かった．少なくともブロルシズマブの投与自体が炎症を惹起するものではないことが示唆された．IOI 発生の原因はまだ完全には解明されていないが，特に比較的若年の患者で強い黄斑浮腫と高いフレア値を伴う症例では，ブロルシズマブの有効性が高いと考えられる．繰り返しになるが，他の薬剤と違い維持期の最短投与間隔は 8 週である．投与間隔の延長は期待できるが，受診間隔が延長することで IOI の発見が遅れることがないように注意が必要である．

2．ファリシマブ

ファリシマブ(バビースモ®)は VEGF-A だけでなく，Angiopoietin-2(Ang2)を同時に阻害するバイスペシフィック抗体である．同一分子内に，VEGF-A と結合する抗 VEGF-A Fab および Ang2 と結合する抗 Ang2 Fab を有しており，Fc 領域は血中にリサイクリングされないよう改変されている．このため，眼内から血中への移行が少なく，局所での効果が期待される．正常状態では，血管内皮細胞において Ang1 が Tie2 受容体と結合し，血管安定化に寄与する．しかし，DME においては，血管内皮細胞から産生された Ang2 が Ang1/Tie2 シグナルを競合的に阻害し，炎症を引き起こし，周皮細胞の脱落を招く．ファリシマブは，この Ang2 を阻害することで，血管新生および血管透過性亢進を抑制し，血管の安定化を促進すると考えられている．

DME を対象とした第Ⅲ相臨床試験である YOSEMITE/RHINE 試験において，ファリシマブはアフリベルセプト 2 mg に対して非劣勢が示された．導入期以降，病状に合わせて投与間隔の短縮延長も判断され，最短 4 週，最長 16 週ごとの投与が行われた．最終的には 50% 以上の患者は投与間隔が 16 週まで延長され，平均の投与回数も 8 週ごと投与群よりも少ない結果となった．安全面でもアフリベルセプトと比較して特筆すべき項目はない．添付文書上，導入期は 4 回とされているが，病状により減ずることができる．最短投与間隔は 4 週ごとであり，DME においては第一世代の薬剤と使用感は変わらない．加齢黄斑変性に使用する場合，維持期の最短投与間隔は 8 週となるため注意が必要である．

周皮細胞の脱落は MA を形成することが知られている．MA の集簇は抗 VEGF 薬抵抗性 DME に関連すると報告されており[4]，ファリシマブは周皮細胞の脱落を防ぐことによって MA の形成抑制が期待されている．実際，片眼の DME に対してファリシマブを 3 回連続投与することによ

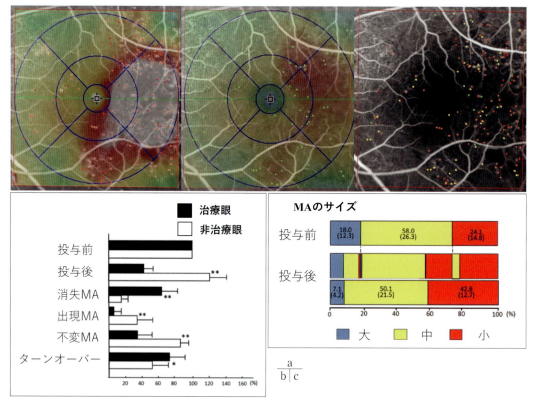

図 4. DME に対するファリシマブ投与前後の毛細血管瘤(MA)の検討
a：投与前の蛍光眼底造影に OCT マップを重ね，MA を赤でマークした(左)．投与後の蛍光眼底造影に OCT マップを重ね，MA を緑でマークした(中央)．マークした MA を重ねて表示した(右)．治療前後で同じ部位に存在する MA は黄色で表示した．
b：投与前の MA を 100% として，投与後，消失した MA，新規出現した MA，不変の MA，ターンオーバー(出現 MA＋消失 MA)をそれぞれ割合で表したグラフ．黒は治療眼，白は非治療眼．
c：MA のサイズを投与前(上段)，投与後(下段)で割合表示したグラフ．MA のサイズは大(≧7pixel)，中(＜7pixel，＞3pixel)，小(≦3pixel)の 3 群に分けた．

り，非治療眼と比較して治療眼においては MA が高度に減少することが示されている[11]．MA は新しく発生するものもあれば，消失するものもあり，両者の合計は turnover と言われ，網膜症や DME の活動性の指標として知られている[12]．図 4 のように，未治療 DME の初診時とファリシマブ 3 回投与後の，フルオレセイン蛍光眼底造影の画像と OCT マップを重ね合わせて MA に注目して画像解析を行った．ファリシマブ投与前後では，約 60% の MA が消失した．非治療眼と比較して消失した MA が多く，新たに出現する MA は少なかった．治療によって消失した MA が多いため，turnover の値は大きくなる．数だけでなく，投与を行った前後で維持された MA においてもサイズが小さくなる．消失した MA の多くは，注射前において中型から小型のサイズ(直径約 70 μm 未満)であった．小さなサイズの MA は，大きいサイズの MA と比較して漏出が旺盛であることが知られており[13]，こうしたサイズの小さい MA が優先的に消失することには意義がある．

3．アフリベルセプト

アフリベルセプト 8 mg は既存のアフリベルセプト 2 mg を高用量として承認された．VEGF-A を主に抑制し，VEGF-B および胎盤増殖因子(PlGF)を同時に抑制する作用は 2 mg と同様である．硝子体内投与したときのシミュレーションより，約 20 日投与間隔を延長できるという推定値を元に臨床試験が行われた．DME を対象とした

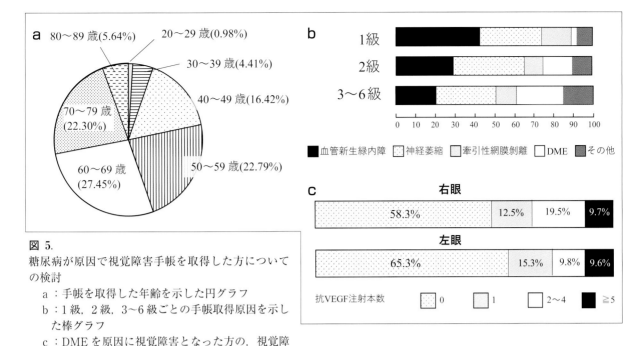

図 5.
糖尿病が原因で視覚障害手帳を取得した方についての検討
　a：手帳を取得した年齢を示した円グラフ
　b：1級，2級，3～6級ごとの手帳取得原因を示した棒グラフ
　c：DMEを原因に視覚障害となった方の，視覚障害に至るまでに行った抗VEGF薬投与回数

PHOTON試験は，既存のアフリベルセプト2 mg 8週固定投与に対して，アフリベルセプト8 mgを12週間隔または16週間隔で投与することの非劣勢を検証した第Ⅲ相臨床試験である．結果はアフリベルセプト2 mg 8週間隔と比較して，注射回数も有意に減少し，非劣勢が検証された．アフリベルセプト8 mgの12週間隔群，16週間隔群それぞれの48週，60週時点で病勢悪化により投与間隔が短縮されなかった．つまり，投与間隔が維持された症例は85％を超えていた．安全面でも2 mgと比較して大きな懸念点はない．ブロルシズマブと同様，維持期の最短投与間隔は8週とされている点は留意したい．執筆時点(2024年9月)で発売から半年の薬であるため臨床の報告はまだまだこれからではあるが，投与間隔の延長が期待される薬剤である．

さいごに

第二世代抗VEGF薬は，いずれも第一世代の薬剤より強力な浮腫改善効果が期待でき，投与間隔延長も望めることがわかった．長くても2年までのデータに限られる新しい薬剤であるため，さらに長期的な安全性についてはまだ不透明な部分も

ある．最後に治療コストとDMEによる視機能障害の実態について触れておきたい．糖尿病眼合併症は失明原因の第3位であり，第1位の緑内障や第2位の網膜色素変性症と比較すると，より若い世代に重篤な視機能障害を引き起こす[14]（図5）．2012～2022年までに，糖尿病を原因として視覚障害者手帳を取得した患者の全国調査によると，20～59歳までに視覚障害者手帳を取得した患者が約40％を占めており，3～6級までの等級では約30％がDMEによる視覚障害であった．DMEを原因とする視覚障害患者の約10％が，5回以上の抗VEGF薬治療を受けている一方で，一度も同治療を受けていない患者が60％にも上った．現在DMEにおける抗VEGF薬治療は導入期が重要と考えられ，治療の遅れと不十分な治療はより低い治療効果につながる[2)4)15]．しかし，実臨床では高い薬価が治療回数を少なくしてしまう要因として知られており[16]，その観点からは今回紹介しなかったラニビズマブBS®(千寿製薬)も選択肢となる．ルセンティス®のバイオシミラーとして登場したこの薬剤は，他の抗VEGF薬と比較しておよそ半分のコストで投与が可能であるため，特に経済的な負担が大きな働き盛りの世代にも受け入れ

られやすい可能性がある．さらに糖尿病は全身疾患であり，初診の段階で抗VEGF薬の導入だけでなく，血糖コントロールや腎機能を考慮した内科的治療，汎網膜光凝固や硝子体手術の検討が必要となる症例も少なくない．本来，経済的な面を第一に治療レジメンを考えることは，医療として本末転倒であるかもしれないが，患者背景も総合的に考えたインフォームド・コンセントが必要である．また，このような課題を解決するために，新しい可能性を秘めた第二世代 抗VEGF薬を用いた治療戦略の構築が喫緊の課題と考えられる．

文 献

1) 日本糖尿病眼学会診療ガイドライン委員会：糖尿病網膜症診療ガイドライン（第1版）．日眼会誌，**124**(12)：955-981，2020.
   Summary 2020年にまとめられた待望のガイドライン.

2) Takamura Y, Kida T, Noma H, et al：The Impact of Interval between Recurrence and Reinjection in Anti-VEGF Therapy for Diabetic Macular Edema in Pro Re Nata Regimen. J Clin Med, **10**(24)：5738, 2021.

3) Yamada Y, Takamura Y, Matsumura T, et al：Regional Variety of Reduction in Retinal Thickness of Diabetic Macular Edema after Anti-VEGF Treatment. Medicina(Kaunas), **58**(7)：933, 2022.

4) Yamada Y, Takamura Y, Morioka M, et al：Microaneurysm density in residual oedema after anti-vascular endothelial growth factor therapy for diabetic macular oedema. Acta Ophthalmol, **99**(6)：e876-e883, 2021.

5) Lee J, Moon BG, Cho AR, et al：Optical Coherence Tomography Angiography of DME and Its Association with Anti-VEGF Treatment Response. Ophthalmology, **123**(11)：2368-2375, 2016.

6) Takamura Y, Tomomatsu T, Kubo E, et al：Role of the polyol pathway in high glucose-induced apoptosis of retinal pericytes and proliferation of endothelial cells. Invest Ophthalmol Vis Sci, **49**(7)：3216-3223, 2008.

7) Uemura A, Ogawa M, Hirashima M, et al：

Recombinant angiopoietin-1 restores higher-order architecture of growing blood vessels in mice in the absence of mural cells. J Clin Invest, **110**(11)：1619-1628, 2002.

8) Takamura Y, Yamada Y, Noda K, et al：Characteristic distribution of microaneurysms and capillary dropouts in diabetic macular edema. Graefes Arch Clin Exp Ophthalmol, **258**(8)：1625-1630, 2020.

9) Sugimoto M, Ichio A, Mochida D, et al：Multiple Effects of Intravitreal Aflibercept on Microvascular Regression in Eyes with Diabetic Macular Edema. Ophthalmol Retina, **3**(12)：1067-1075, 2019.

10) Ichihashi Y, Takamura Y, Hirano T, et al：Flare levels after intravitreal injection of brolucizumab for diabetic macular edema. Graefes Arch Clin Exp Ophthalmol, **262**(6)：1745-1753, 2024.
    Summary ベオビュ®の眼内炎症を前房フレアに着目して観察した報告.

11) Takamura Y, Yamada Y, Morioka M, et al：Turnover of Microaneurysms After Intravitreal Injections of Faricimab for Diabetic Macular Edema. Invest Ophthalmol Vis Sci, **64**(13)：31, 2023.
    Summary バビースモ®による毛細血管瘤減少の報告.

12) Leicht SF, Kernt M, Neubauer A, et al：Microaneurysm turnover in diabetic retinopathy assessed by automated RetmarkerDR image analysis—potential role as biomarker of response to ranibizumab treatment. Ophthalmologica, **231**(4)：198-203, 2014.

13) An D, Tan B, Yu DY, et al：Differentiating microaneurysm pathophysiology in diabetic retinopathy through objective analysis of capillary nonperfusion, inflammation, and pericytes. Diabetes, **71**(4)：733-746, 2022.

14) Sugihara T, Takamura Y, Yamada Y, et al：Characterization of the visually impaired patients with diabetes mellitus in Japan. J Diabetes Investig, **15**(7)：882-891, 2024.

15) Elman MJ, Bressler NM, Qin H, et al：Expanded 2-year follow-up of ranibizumab plus prompt or deferred laser or triamcinolone plus prompt laser for diabetic macular edema. Ophthalmology, **118**

(4) : 609-614, 2011.

Summary DRCR net Protocol Iの報告. ルセンティス® と光凝固の組み合わせについて.

16) Sugimoto M, Tsukitome H, Okamoto F, et al : Clinical preferences and trends of anti-vascular endothelial growth factor treatments for diabetic macular edema in Japan. J Diabetes Investig, **10**(2) : 475-483, 2019.

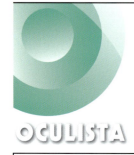

特集/眼科医が知っておくべき糖尿病網膜症診療ストラテジー

V. 治療

糖尿病黄斑浮腫に対するステロイド治療

西 勝弘[*1] 杦本昌彦[*2]

Key Words: ステロイド製剤(steroid), トリアムシノロンアセトニド(triamcinolone acetonide: TA), トリアムシノロンアセトニドテノン嚢下注射(sub-tenon's capsule triamcinolone acetonide injection: STTA), トリアムシノロンアセトニド硝子体内注射(intravitreal triamcinolone acetonide injection: IVTA)

Abstract: 抗血管内皮増殖因子(VEGF)薬は現在の糖尿病黄斑浮腫(DME)治療における第一選択であることは論を俟たない. しかし抗VEGF薬に対する治療効果は個人差があり, 治療抵抗症例が一定数存在することが知られている. DMEはその発症に炎症の側面があり, ステロイド治療は抗VEGF薬治療の次なる一手となりうる. 併発する合併症を踏まえ適切な投与と投与後管理が必要であるが, 経済性・効果持続性の点で抗VEGF薬を上回る側面もあることから, ステロイド治療は今後もDME治療の重要な選択肢となりうる.

はじめに

糖尿病黄斑浮腫(diabetic macular edema: DME)は軽症非増殖糖尿病網膜症以上のいずれの病期においても発症しうる疾患で, 黄斑部を直接障害するため視力低下や歪視などを呈し患者のQOLを著しく低下させる. DMEの治療については, 網膜光凝固術や硝子体手術といった外科的治療と, テノン嚢下や硝子体内への注射といった薬物治療という選択肢があり, 薬物治療に用いられる薬剤には抗血管内皮増殖因子(vascular endothelial growth factor: VEGF)薬とステロイドがある.

種々の臨床研究を通して, DMEに対する治療で視力改善が得られる一定の治療が抗VEGF薬の投与であることが示され, 多くの網膜硝子体専門医はDME治療の第一選択として抗VEGF薬治療を選択しているのが現状である. 一方, DMEのなかには抗VEGF薬治療が効きにくい症例があることや, 抗VEGF薬治療が抱える全身性副作用(血栓症)の可能性, 高額な薬価の問題から, DME治療の第二選択について常に議論されている[1].

DMEに使用されるステロイドは, 本邦では顆粒状の薬剤であるトリアムシノロンアセトニドのみが保険適用を受けており, テノン嚢下や硝子体内への注射が行われている. 副作用として眼圧上昇や白内障の進行, 無菌性眼内炎などが知られており注意深い経過観察が必要であるが, 浮腫の抑制効果が高く薬価が比較的低いことから, DME治療の第二選択として本邦において広く普及している.

DMEの病態

高血糖を背景に網膜の微小循環障害を生じ, それを契機に網膜虚血が引き起こされる. 虚血状態に陥ると眼内のVEGF濃度が上昇し, これによる血液網膜関門の破綻により血管透過性亢進を誘発

[*1] Katsuhiro NISHI, 〒990-9585 山形市飯田西2-2-2 山形大学医学部眼科学教室, 助教
[*2] Masahiko SUGIMOTO, 同, 教授

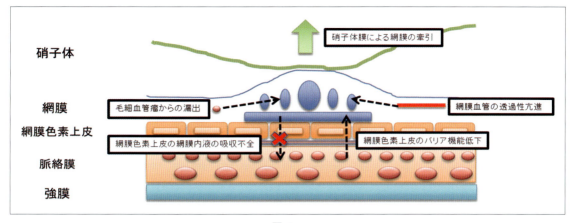

図 1.
糖尿病黄斑浮腫の発症には,複数の因子がかかわる.

しDMEが発症する.しかしDMEの病態はこれのみならず非常に複雑であり,血管透過性亢進の他,慢性炎症,膠質浸透圧低下,後部硝子体膜の牽引など様々な要因が重なり合って発症するとされている(図1).そのため治療選択については,病態にあわせて様々な試みが行われてきた.

DMEと慢性炎症

DMEに対する治療として行われた硝子体手術の際に得られた硝子体サンプルのサイトカイン濃度解析から,DMEの硝子体中にはIL-6, IL-8, ICAM-1, MCP-1などの炎症性サイトカインや接着分子の濃度が上昇していることが判明し,DMEの病態に炎症が強く関与していることが見出された[2)3)].これらは単独で作用するだけでなく,VEGFの作用を増強するとされ,DMEの病態をさらに悪化させる.こうした炎症を制御するための治療として,ステロイドは重要な役割を果たす.

ステロイド治療の歴史

DMEに対する治療として,網膜光凝固術が永らく第一選択とされてきた.しかしその治療効果は視力を維持するにとどまっていた[4)].硝子体手術による治療も試みられ,本邦から良好な視力予後が得られた報告がなされている[5)].

DMEに対するステロイド治療は,トリアムシノロンアセトニド(triamcinolone acetonide:TA)の硝子体内注射(intravitreal triamcinolone acetonide injection:IVTA)が施行され,2001年に初めて報告された[6)]. The Diabetic Retinopathy Clinical Research Network(DRCR.net)による多施設研究では,IVTAと網膜光凝固術の治療効果の無作為比較が行われた.2年時点でIVTAの有効性は示されなかった[7)].一方,抗VEGF薬であるラニビズマブとIVTA,網膜光凝固の治療比較研究であるDRCR.net protocol Iでは,ラニビズマブが2年間で8文字程度の視力改善が得られたのに比して,IVTAでは最初の半年ではラニビズマブと遜色ない視力改善が得られながらも,その後視力改善効果は低減し,2年間では3文字程度の改善にとどまった.格子状光凝固術の効果と差がなくなってしまっており,TAの有効性については懐疑的という結論となった.しかし,TA治療中の視力低下が白内障進行であることが判明し,白内障手術を施行された症例に限って解析したところ,抗VEGF薬と遜色ない視力改善効果を示した[8)].

ステロイドの投与法として,硝子体内に直接注入して網膜に直接作用させる硝子体内注射(IVTA)と,結膜を切開しテノン嚢をさばいて眼球後方に注入し経強膜的に作用させるテノン嚢下注射(sub-tenon's capsule triamcinolone acetonide injection:STTA)がある.本邦ではSTTAを選択する医師が多い.マキュエイド(わかもと製薬,東京)は現在本邦にて眼科治療薬として承認されているTAであり,STTAに関する世界初の

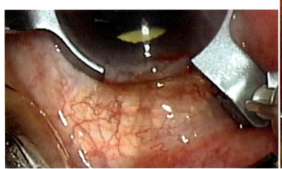
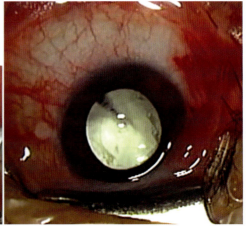

図 2.
a：硝子体内注射ガイド下で 26 G 針を用いて行われている．
b：眼内にトリアムシノロンアセトニドが散布されている．

承認薬剤となっている（本誌発刊の 2025 年 3 月現在，販売中止となっている）．

ステロイド投与方法

DME に対するステロイド局所投与では，眼科用トリアムシノロンアセトニド（商品名：マキュエイド® 40 mg）を 1 ml の眼灌流液で溶解し懸濁液を作成して用いる．

IVTA では 25〜27 G の注入針を用いて経結膜刺入し，硝子体腔内に 4 mg/0.1 ml 注入する（図 2）．30 G 針では粒子が詰まってしまい，投与時に危険なため推奨されない．抗 VEGF 薬の硝子体内注射とは異なり投与量が多いため，投与直後の眼圧上昇が必発である．眼圧を触診で確認し，眼圧が高い場合は前房穿刺を行う．

STTA は 24 G のテノン囊下注射用の鈍針などを用いて，眼球結膜を切開してテノン囊を丁寧にさばき，強膜に沿わせて注入針を眼球の後極まで進め，黄斑部の強膜周囲にステロイドを留置する．テノン囊下に針を沿わせた後はブラインド操作となるため，ステロイドが注入される様子を直接観察することはできない．切開創からの懸濁液逆流や，結膜下投与となることがあるが，これらは適切な部位に薬液投与が行われていない状態である．浮腫の改善効果がみられないだけでなく，眼圧上昇などの合併症を引き起こすことが報告されており，注意が必要である[9]．

ステロイドの副作用

ステロイドが持つ DME に対する浮腫軽減効果は，抗 VEGF 薬同様に得られ，また抗 VEGF 薬に比して安価である．しかしながら DME 治療の第一選択とならないのは，ステロイドがもたらす眼圧上昇と白内障の危険性が高いことによる[10]．

IVTA は硝子体腔内に投与されたステロイドが直接黄斑部に作用するため，早く強く効くとされるが，白内障や眼圧上昇が多いとされている[11]．そのため，本邦ではあまり積極的には行われていない．

一方，STTA は強膜側からステロイドを浸透させるため，テノン囊を適切にさばいて投与できれば眼圧上昇や白内障の発症を最小限に抑えることができるとされ，本邦では一般的に選択されることが多い．

多くの合併症のなかでも特に重大なものは眼内炎である．無菌性眼内炎と感染性眼内炎とがあり，前者（図 3）は添加防腐剤が原因とされ，IVTA で発症することが多く，その頻度は 0〜1.6％ と報告されている[12)〜14)]．後者は文字通り注射手技の際に眼内に細菌が迷入することで生じ，数時間のうちに網膜に不可逆的なダメージを与える．無菌性か感染性かの判断については難しいことが多く，疑わしければ感染性眼内炎として扱い，硝子体手術を緊急で施行する．

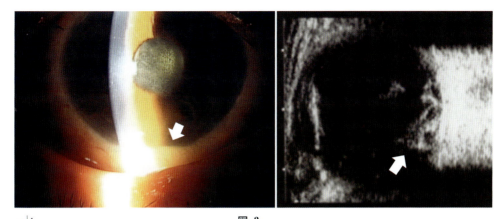

図 3.
a：前房蓄膿を認める（矢印）．結膜充血に乏しく，無菌性眼内炎が疑われた．
b：Bモードエコーでは硝子体腔に高輝度な物質を認め（矢印），硝子体混濁が疑われた．

DME治療におけるステロイドの位置づけ

実臨床においてDME治療でステロイドを選択するのは，抗VEGF薬治療抵抗例，血栓症既往（脳梗塞や心筋梗塞）で，その罹患や治療から間もない状態のため抗VEGF薬が選択しにくい場合，金銭的な問題から抗VEGF薬を選択できない場合，などと考えられる．

抗VEGF薬単剤治療で治療抵抗性のDMEに対して，ステロイド併用治療を行う報告がこれまでになされてきている．最近報告されたメタアナリシス解析では，ステロイド併用治療ではより早い視力改善効果を示したが，最終的な視力改善には有意差がなかった．さらにステロイド併用療法では眼圧上昇や白内障といった有害事象を有意に増加させるという結果だった[15]．

本邦のDME治療に対する全国規模の調査であるSTREAT-DME studyによれば，26施設2,049例において1,077眼（52.6％）にステロイド治療が選択されており，そのほとんどはSTTA（966眼）だった[16]．抗VEGF薬が普及した現在においても，本邦においてステロイド治療は一定数選択されていた．

おわりに

DMEに対するステロイド治療は，網膜浮腫改善効果や視力改善効果については証明されているものの，抗VEGF薬，特に第二世代とされる新規薬剤が登場している現在において，第二選択薬や補足療法であるのが現状である．一方，抗VEGF薬治療抵抗性のDME症例でSTTAに反応を示す症例もあり，ステロイド治療が全く廃れてしまうということはないだろう．DMEの発症経路に慢性炎症の側面があることから，抗炎症効果を持つステロイドは今後もDME治療において抗VEGF薬に続く選択肢として残るだろう．

文 献

1) Stewart MW：Treatment of diabetic retinopathy：Recent advances and unresolved challenges. World J Diabetid, **7**(16)：333-341, 2016.
2) Funatsu H, Yamashita H, Ikeda T, et al：Vitreous levels of interleukin-6 and vascular endothelial growth factor are related to diabetic macular edema. Ophthalmology, **110**(9)：1690-1696, 2003.
3) Funatsu H, Yamashita H, Sakata K, et al：Vitreous levels of vascular endothelial growth factor and intercellular adhesion molecule 1 are related diabetic macular edema. Ophthalmology, **112**(5)：806-816, 2005.
4) Early Treatment Diabetic Retinopathy Study research group：Photocoagulation for diabetic macular edema：Early Treatment Diabetic Retinopathy Study report number 1. Arch Ophthalmol, **103**：1796-1806, 1985.
5) Yamamoto T, Takeuchi S, Sato Y, et al：Long-term follow-up results of pars plana vitrectomy for diabetic macular edema. Jpn J Ophthalmol, **51**(4)：285-291, 2007.
6) Jonas JB, Sofker A：Intraocular injection of crys-

talline cortisone as adjunctive treatment of diabetic macular edema. Am J Ophthalmol, **132**：425-427, 2001.

7) Ip MS, Bressler SB, Antoszyk AN, et al：A randomized trial comparing intravitreal triamcinolone and focal/grid photocoagulation for diabetic macular edema：baseline features. Retina, **28**：919-930, 2008.

8) Diabetic Retinopathy Clinical Research Network：Randomized trial evaluating ranibizumab plus prompt or deferred laser or triamcinolone plus prompt laser for diabetic macular edema. Ophthalmology, **117**：1064-1077, 2010.

9) Shimura M, Yasuda K, Nakazawa T, et al：Drug reflux during posterior sub-tenon infusion of triamcinolone acetonide in diffuse diabetic macular edema not only brings insufficient reduction but also causes elevation of intraocular pressure. Graefes Arch Clin Exp Ophthalmol, **247**(7)：907-912, 2009.
Summary TA の逆流があると，黄斑浮腫軽減の効果が減弱し，高眼圧症を有意に発症させる. STTA では TA をしっかりとテノン囊下へ注入すべきである.

10) Tao Y, Jonas JB：Intravitreal Triamcinolone. Ophthalmologica, **225**：1-20, 2011.

11) Qi HP, Bi S, Wei SQ, et al：Intravitreal versus subtenon triamcinolone acetonide injection for diabetic macular edema：A Systematic review and meta-analysis. Curr Eye Res, **37**(12)：1136-1147, 2012.

12) Gillies MC, Simpson JM, Billson FA, et al：Safety of an intravitreal injection of triamcinolone：results from a randomized clinical trial. Arch Ophthalmol, **122**：336-340, 2004.

13) 坂本泰二，樋田哲夫，田野保雄ほか：トリアムシノロン使用状況全国調査結果. 日眼会誌, **111**：936-945, 2007.

14) 坂本泰二，石橋達朗，小椋祐一郎ほか：トリアムシノロンによる無菌性眼内炎調査. 日眼会誌, **115**：523-528, 2011.

15) Hatamnejad A, Orr S, Dadak R, et al：Anti-VEGF and steroid combination therapy relative to anti-VEGF mono therapy for the treatment of refractory DME：A systematic review of efficacy and meta-analysis of safety. Acta Ophthalmol, **102**(3)：e204-e214, 2024.
Summary 4 つの RCT と 3 つの観察研究からのメタアナリシス解析. ステロイド併用療法では抗VEGF 薬単剤治療と比してより早い視力改善効果を示したが，最終的な視力予後では有意差はなかった. 併用療法では高眼圧や白内障などの有害事象が有意に多かった.

16) Shimura M, Kitano S, Muramatsu D, et al：Real-world management of treatment-naïve diabetic macular oedema in Japan：two-year visual outcomes with and without anti-VEGF therapy in the STREAT-DME study. Br J Ophthalmol, **104**(9)：1209-1215, 2020
Summary 抗 VEGF 薬治療の時代にあって，本邦の DME 治療においてステロイドが約半数の症例で選択されている.

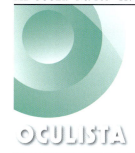

特集/眼科医が知っておくべき糖尿病網膜症診療ストラテジー

V. 治 療

糖尿病網膜症に合併する血管新生緑内障の治療

楠原仙太郎*

Key Words : 血管新生緑内障(neovascular glaucoma), 糖尿病網膜症(diabetic retinopathy), 血管内皮増殖因子(vascular endothelial growth factor), 汎網膜光凝固(panretinal photocoagulation), 線維柱帯切除術(trabeculectomy), 緑内障チューブシャント手術(glaucoma tube shunt surgery)

Abstract : 血管新生緑内障は糖尿病網膜症の最も重篤な合併症の1つであり血管内皮増殖因子がその病態に深くかかわっている.血管新生緑内障の管理は複雑で,原因となる網膜症の治療,全身疾患の管理,患者を取り巻く環境,など眼圧下降以外に考慮すべきことが非常に多い.しかしながら,一昔前は失明を覚悟していた血管新生緑内障であるが,近年の治療法の進歩のおかげで早期からの適切な介入によって実用的な視機能を長期的に維持できる症例が増えてきた.血管新生緑内障の治療は,「血管新生の原因に対する治療」と「高眼圧に対する治療」に大別されるが,それぞれについて最新の情報を理解して診療に臨むことが大切である.

はじめに

血管新生緑内障は比較的稀な続発緑内障であり緑内障病型に占める割合は6%未満であると報告されているが[1],無治療で経過観察した場合には短期間のうちに視機能喪失に至る重篤な疾患である.血管新生緑内障の病態は,虚血や炎症によって生じた血管新生促進因子(主に血管内皮増殖因子-A : vascular endothelial growth factor-A [以下,VEGF])が虹彩・隅角血管に作用し房水流出路を機能的・機械的に障害することによって生じる著しい高眼圧とされている.血管新生緑内障の原因として増殖糖尿病網膜症の占める割合は高く,視覚障害者手帳交付情報を基に行った我が国での多機関共同研究の結果からも血管新生緑内障は糖尿病網膜症患者における視力喪失の主要な原因となっている[2].一昔前は「血管新生緑内障=失明」というイメージが強かったが,近年の治療法の進歩によって早期治療介入が可能であった症例の視機能予後は改善傾向にある.すなわち,糖尿病網膜症患者における定期的な眼圧および虹彩・隅角血管のモニタリングがますます重要になっているということである.本稿では,糖尿病網膜症に合併する血管新生緑内障治療についての最新情報を紹介しながら,筆者が日常診療で心がけている注意点を共有したい.

糖尿病網膜症合併血管新生緑内障の発生機序

糖尿病網膜症眼における血管新生緑内障の発症機序については,血管新生を促進する蛋白質濃度が眼内で増加することで説明されている.閾値を超えた血管新生促進因子の増加は生理的な虹彩・隅角血管からの血管新生を促進する.この過程を経て新たに形成された虹彩新生血管・隅角新生血管はバリア機能が脆弱であることから,血漿成分の前房内移行による機能的房水排出障害を介して眼圧が上昇することになる.経過中にtransform-

---

* Sentaro KUSUHARA, 〒650-0017 神戸市中央区楠町7-5-2 神戸大学大学院医学研究科外科系講座眼科学分野,講師

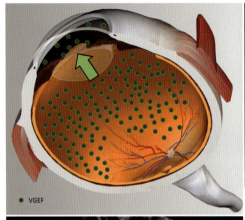
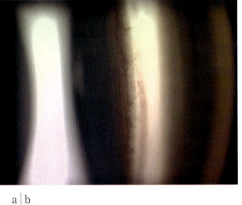
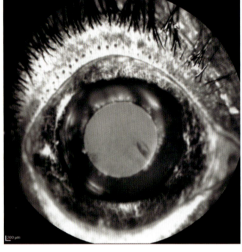

図 1.
血管新生緑内障の発生機序
　a：網膜虚血によって産生された大量のVEGFが前房内へ移行し(矢印)，虹彩・隅角新生血管が形成される原因となる．
　b：隅角鏡検査では枝分かれした新生血管が確認できる．
　c：前眼部フルオレセイン蛍光造影検査では虹彩新生血管からの色素漏出が明らかである．

ing growth factorβ(TGFβ)や connective tissue growth factor(CTGF)を含む様々な線維化促進因子によるシグナルの活性化が生じると，虹彩表面および隅角に線維血管膜が形成される．線維血管膜の成長とともに隅角の広範囲に周辺虹彩前癒着が生じると，薬物治療に反応しない著しい高眼圧を呈することになる[3)4)]．

　血管新生緑内障の病態に最も深く関与している血管新生促進因子はVEGFである．術中に採取した眼内液の解析では，活動性の虹彩新生血管を有する眼において著明なVEGF濃度の上昇が，前房水，硝子体液の両方で確認されている[5)]．また，サルを用いた実験では，高濃度VEGFを硝子体注射された全個体において虹彩新生血管が生じていた．さらに，その後の継続したVEGF蛋白硝子体注射によって，虹彩新生血管の悪化，虹彩外反，血管新生緑内障が再現できることが確認されている[6)]．VEGFは組織の虚血によってその産生が亢進されることから，網膜虚血の強い増殖糖尿病網膜症では血管新生緑内障発症のリスクが高くなる[7)]．VEGF産生源の大部分は虚血網膜であるが，毛様体上皮細胞においてもVEGFが産生されることが確認されている[8)]（図1）．糖尿病網膜症ではしばしば眼虚血症候群を合併することから，網膜虚血が強くないと考えられる症例においても前眼部虚血から血管新生緑内障が生じる可能性を除外しないように心がけたい．

血管新生の原因に対する治療

　血管新生緑内障の治療を考える際には，その病期を理解することが重要である．第Ⅰ期（前緑内障期）では，瞳孔縁を中心にランダムに虹彩新生血管が認められるが開放隅角であり眼圧上昇は認められない．第Ⅱ期（開放隅角緑内障期）では，開放隅角ではあるが線維血管膜が虹彩表面と隅角に形成されることにより，瞳孔反応の減弱と高眼圧

を呈する．第Ⅲ期(閉塞隅角緑内障期)では，新生血管膜による隅角癒着が進み，瞳孔拡張(中等度散大)を伴って著しく眼圧が上昇する[9]．第Ⅰ期(前緑内障期)では虹彩・隅角新生血管の原因に対する治療(汎網膜光凝固および抗 VEGF 薬硝子体注射)のみで十分であるが，第Ⅱ期(開放隅角緑内障期)以降では，これに加えて積極的な眼圧下降を目指す治療(緑内障点眼・内服および緑内障手術)が必要となる．

1．汎網膜光凝固

汎網膜光凝固は，網膜虚血の改善を通じて VEGF を含む血管新生促進因子の産生を抑制することを目指した治療である[10]．血管新生緑内障に対する汎網膜光凝固は，増殖糖尿病網膜症に対する治療以上に密に凝固斑を作成する必要がある．具体的には黄斑部を除き網膜全体を最周辺部まで凝固斑で埋め尽くすイメージで光凝固を行う(図2)．毛様体扁平部付近まで光凝固を行う際には周辺観察に適した接触レンズを使用することが大切である．筆者は VOLK 社の Trans Equator®(No Flange タイプ)を愛用している．血管新生緑内障では増殖糖尿病網膜症とは異なり，できるだけ短期間で汎網膜光凝固を完成させるが，この場合に光凝固に伴う眼内炎症に注意が必要である．眼内における炎症性サイトカインの上昇は血管新生を促進するため，トリアムシノロン眼局所投与を併施することでこれを予防する[11]．持続血糖モニタリングを用いた研究では，トリアムシノロン眼局所投与後に著しい血糖上昇をきたす糖尿病患者の存在が明らかとなっていることから，血糖の変化にも注意を払う必要がある[12]．汎網膜光凝固の際に問題となることの1つに患者の疼痛があるが，この疼痛は照射時の過剰な熱エネルギーが脈絡膜に拡散することによって生じると考えられている．以前のレーザー機器では十分な凝固斑を得るのに 100〜200 msec 程度の照射時間を要したが，パルス照射が可能な最新のレーザー機器では短い照射時間で十分な凝固斑を得ることができる．結果的に照射エネルギーが減少し，網膜光凝固時の

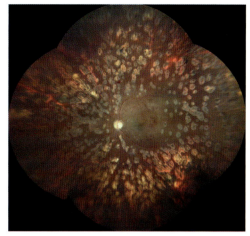

図 2．血管新生緑内障に対する汎網膜光凝固
通常の汎網膜光凝固とは異なり，アーケード血管外に密に凝固を行う必要がある．圧迫下に最周辺部まで光凝固を行うことも大切である．

疼痛は軽減されることとなった[13]．筆者は照射時間を 50 msec に固定しレーザー出力を上げることによって凝固斑を得るように心がけているが，この条件での汎網膜光凝固で患者が強い疼痛を訴えることは非常に稀である．その簡便さから汎網膜光凝固の際にパターンスキャンレーザーが使用されることも考えられるが，高リスク増殖糖尿病網膜症に対するパターンスキャンレーザーでは従来のレーザーと比べて新生血管に対する効果が弱いとの報告がある[14]．血管新生緑内障では，角膜上皮浮腫，前房出血，散瞳不良，白内障，硝子体出血などで眼外からのレーザー治療が困難な場合がしばしばある．このような場合には躊躇せず早急に硝子体手術を行い，術中に汎網膜光凝固を完成させる．硝子体手術は増殖糖尿病網膜症に対する手術となるので，十分な技量を有する硝子体術者が執刀するべきである．後部硝子体剝離の作成(しばしば硝子体分離が後部硝子体剝離と誤認されている)と線維血管膜に対する適切な処理が術中に行われないと，術 1〜2 か月後に非常に強い増殖性変化が眼内に生じ実用的な視機能を残すことが困難になる．もちろん，後の緑内障手術に配慮して健常な結膜を温存すること，(後にロングチューブ先端を硝子体腔に留置することを考え)最周辺部の硝子体を十分に郭清しておくこと，の

2点も重要である．硝子体手術によって有水晶体眼が眼内レンズ眼（または無水晶体眼）に変化した際に，前房内へのVEGF移行が促進され虹彩・隅角新生血管が悪化する可能性についても留意する必要がある．

2．抗VEGF薬硝子体注射

VEGF阻害薬の硝子体注射によって前眼部血管新生の抑制と眼圧下降が得られることが期待される．血管新生緑内障を対象とした研究においては，ベバシズマブ，ラニビズマブ，アフリベルセプトの治療効果が報告されているが[15)~20)]，ここでは我が国において血管新生緑内障に対する適応を有するアフリベルセプトについての前向き試験の結果を中心に紹介する．

Inataniらは血管新生緑内障患者におけるアフリベルセプト硝子体注射の有効性を評価するための，無作為化二重遮蔽比較対照第Ⅲ相臨床試験（VEGA試験）を行った．VEGA試験では眼圧が25mmHgを超える血管新生緑内障患者54例を対象とし，アフリベルセプト群および偽注射群の2群に無作為に割り付けた．主要評価項目である1週目における眼圧のベースラインからの変化量（平均値）は，アフリベルセプト群で−8.5 mmHg，偽注射群で−4.9 mmHgであったが，両群間で有意差は認められなかった（p＝0.0644）[19)]．事後解析の結果から，全身性眼圧下降薬使用の影響によって偽注射群においても眼圧下降が生じたことがVEGA試験の結果に影響した可能性が考えられたため，血管新生緑内障患者16例を対象とした非無作為化非遮蔽単群第Ⅲ相試験であるVENERA試験が計画された．VENERA試験では主要評価項目である「1週目における眼圧のベースラインからの変化量」は統計学的に有意であった（−8.3mmHg，p＝0.0004）[20)]．新生血管への影響については，VEGA試験では，1週目に眼圧上昇の原因となる虹彩新生血管が改善した患者の割合は，アフリベルセプト群で70.4％，偽注射群で11.5％であり，隅角新生血管が改善した患者の割合は，アフリベルセプト群で59.3％，偽注射群で11.5％で

あった[19)]．また，VEGA試験/VENERA試験において報告された有害事象については，新たな安全上のリスクは確認できなかった[19)20)]．以上の結果に基づいて，2020年3月にアフリベルセプトが我が国において血管新生緑内障の適応追加承認を取得することとなった．

筆者の施設においても，開放隅角期の血管新生緑内障に対してアフリベルセプト硝子体注射を行ったところ良好な眼圧コントロールが得られた症例を経験している．アフリベルセプト硝子体注射が血管新生緑内障に対する有効な治療選択肢であることは間違いないが，糖尿病患者においてアフリベルセプト硝子体注射後に血漿VEGF濃度が著しく低下するという研究結果があることから[21)]，脳梗塞・心筋梗塞の既往や重度の腎機能障害の有無に留意しながら使用することを心がけたい．また，血管新生緑内障を伴う増殖糖尿病網膜症眼のなかには，視神経乳頭新生血管がバイパス血管となって視神経乳頭の血流がかろうじて維持されている症例が存在する．このような症例に抗VEGF薬硝子体注射が施行されると，新生血管の退縮とともに視神経萎縮が急速に進行することがあるので注意が必要である．

高眼圧に対する治療

血管新生緑内障では多くの場合，原因に対する治療に加えて高眼圧に対する治療が同時に行われる．原開放隅角緑内障による高眼圧であれば短期間の著しい高眼圧が大きく問題となることはないが，血管新生緑内障眼では網膜虚血・視神経乳頭虚血によって組織が非常に脆弱になっていることが問題になる．このことは「視神経萎縮が急速に進行すること」と「高眼圧によって網膜虚血が悪化しVEGFの産生が促進されること」の両方に影響すると筆者は考えている．網膜血管には血流量を一定に保つ自己調節機構が備わっており，血管周囲に存在するペリサイトがその機構に重要であることがわかっている[22)]．増殖糖尿病網膜症眼でペリサイトの脱落が非常に進んでいることから，こ

の自己調節機構は機能していない可能性が高い[23]．すなわち，増殖糖尿病網膜症における血管新生緑内障では「高眼圧-網膜虚血-VEGF過剰産生-前眼部新生血管による高眼圧」という悪循環が生じていると考えて治療にあたるべきである．高眼圧に対する治療の第一段階は薬物治療である．緑内障薬物治療の原則は単剤（単薬）治療を目指すことであるが，血管新生緑内障ではできるだけ短期間で眼圧を下降させることが重要になることから，多剤併用療法から開始し十分な眼圧下降が得られ前眼部新生血管の活動性が低下してきた段階で薬剤を漸減することになる．増殖糖尿病網膜症に伴う血管新生緑内障を有する患者では複数の全身疾患を合併していることがほとんどであり，点眼薬の禁忌に注意が必要である．また，アセタゾラミド内服で眼圧下降を目指す場合には腎機能・電解質に注意することはもちろんであるが，利尿薬により血中濃度が変化する薬剤服用の有無にも気を配りたい．

1．流出路再建術

薬物治療で十分な眼圧下降が得られない場合には速やかに緑内障手術を行う必要がある．原発開放隅角緑内障では流出路再建術として低侵襲緑内障手術（minimally invasive glaucoma surgery：MIGS）の選択肢があるが，血管新生緑内障に対しては歴史的に隅角にアプローチする手術は勧められてこなかった．抗VEGF薬の併用によって開放隅角期の血管新生緑内障に対する隅角手術が成功したという症例報告はあるが[24]，この考え方が今後広まっていくかどうかについては不明である．

2．線維柱帯切除術

線維柱帯切除術は代表的な濾過手術である．緑内障手術のなかでは最も低い眼圧を目指すことのできる手術であることから，網膜・視神経組織が脆弱と考えられる血管新生緑内障の治療ではしばしば選択される．Takiharaらは血管新生緑内障に対して線維柱帯切除術が施行された101眼（81.2％が糖尿病網膜症による血管新生緑内障）のデータを後ろ向きに解析している．手術成功を，

①眼圧21 mmHg以下，②光覚維持，③追加緑内障手術なし，と定義したところ，術後1，2，5年での手術成功率はそれぞれ，62.6％，58.2％，51.7％となった．手術合併症として前房出血（58.4％）と硝子体出血（9.9％）が高頻度に認められたことから，これらの克服が手術成功率向上の鍵となるかもしれない．また，手術不成功に関連する因子として糖尿病眼における硝子体術後の遷延する増殖膜/網膜剥離が抽出されたことから，増殖糖尿病網膜症に合併する血管新生緑内障では硝子体手術の成績向上も大切であると思われる[25]．近年，血管新生緑内障に対する線維柱帯切除術の成績向上を狙って抗VEGF薬硝子体注射が併施されることも多い．最近のメタアナリシスでは，抗VEGF薬硝子体注射＋線維柱帯切除術群では線維柱帯切除術単独群に比較して合併症のリスクが少なく手術成功率も高いと報告されていることから[26]，今後はこの術式が主流になるのかもしれない．我々は線維柱帯切除術の弱点である術後濾過胞関連トラブルを回避するために新たな術式（テノン開創器を用いた線維柱帯切除術）を開発した[27]．本術式はレーザー切糸などの術後処置が必要なく重篤な術後合併症のリスクも低いことから血管新生緑内障との相性が悪くないと考えられる．術後管理を必要とする濾過胞が生じないことから硝子体手術との同時手術も可能である（図3）．

3．ロングチューブシャント手術

我が国で認可されているロングチューブシャント手術はアーメド緑内障バルブとバルベルト緑内障インプラントの2種類であったが，バルブがないがリップコード（あらかじめチューブに4-0ポリプロピレン糸が通されている）を有するアーメドクリアパスも最近になって認可されている．血管新生緑内障の治療に際してどのロングチューブシャント手術を選択するかは術者の判断になるが，筆者は両眼の視機能がある程度残存しているのであれば，術後複視が問題となることがあるので[28]，ロングチューブシャント手術は選択しないことにしている．以下，アーメド緑内障バルブと

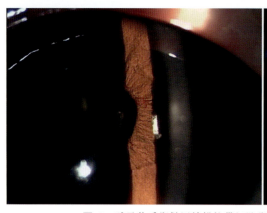
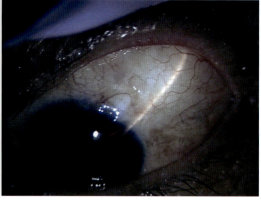

図 3. 硝子体手術併用線維柱帯切除術(テノン開創器使用)が著効した症例

a|b

a：術当日の前眼部写真．瞳孔縁に虹彩新生血管を認める．アセタゾラミド内服下にもかかわらず眼圧は 30 mmHg であり，汎網膜光凝固は未施行であった．早期の汎網膜光凝固の完成と眼圧下降を目指して，緊急で硝子体手術併用線維柱帯切除術(テノン開創器使用)を行った．

b：術後 5 年 6 か月の前眼部写真．丈の高い濾過胞は形成されておらず，結膜虚血を示唆する所見もない．眼圧は緑内障点眼なしで 11 mmHg であった．

バルベルト緑内障インプラントの血管新生緑内障に対する手術成績につき紹介する．

1）アーメド緑内障バルブ

Netland らは 38 例の血管新生緑内障に対してアーメド緑内障バルブ(チューブを前房内に挿入)を用いた手術を行って，その成績を報告している．手術成功を，①眼圧 6 mmHg 以上かつ 21 mmHg 以下，②追加緑内障手術なし，③光覚維持，と定義したところ，術後 1, 2, 5 年での手術成功率は，それぞれ 73.1％，61.9％，20.6％であった．術後合併症の頻度については，前房出血は 15.8％と高くなかったが，チューブ関連合併症が 4 眼に認められている[29]．最近のメタアナリシスでは，アーメド緑内障バルブ手術に抗 VEGF 薬硝子体注射を併用することによって，眼圧がより下降すること，手術の成功率が向上すること，術後の前房出血の頻度が低下すること，術後に必要な緑内障点眼薬が減少すること，が明らかとなっていることから，アーメド緑内障バルブ手術においても抗 VEGF 薬硝子体注射による薬物治療は重要であると考えられる[30]．アーメド緑内障バルブ手術では，術後のチューブ露出を予防するために保存強膜によるパッチが必要であること，前房内にチューブを留置した場合に長期的な角膜内皮細胞数減少が懸念されること，の 2 点がしばしば問題となる．我々はこの問題を克服するために強膜ポケットを用いたアーメド緑内障バルブ手術を開発した．本術式ではクレセントナイフで作成した強膜ポケット内にチューブを誘導し，角膜輪部から 4 mm の位置でチューブ先端を硝子体腔内に挿入する．強膜ポケットは術後も血流が保たれるようにデザインされており，術後に強膜が融解してチューブが露出することを予防している．また，チューブ先端が硝子体腔内にあるため角膜内皮細胞への影響が少なくなると予想される．本術式を 15 眼の血管新生緑内障に施行したところ，眼圧は術前の 37.2 mmHg から術後 12 か月で 15.0 mmHg へと有意に低下した($p<0.001$)．緑内障点眼スコアについても，術前の 4.2 から術後 12 か月で 1.3 と，有意な低下が認められた($p<0.001$)．平均角膜内皮細胞数については術後に有意な減少を示さず，経過中にチューブ露出や結膜びらんを呈した症例はなかった[31]．硝子体手術による最周辺部までの硝子体郭清は必要であるが，保存強膜の準備が必要でない本術式は血管新生緑内障に対する良い治療オプションになる可能性がある(図 4)．

2）バルベルト緑内障インプラント

バルベルト緑内障インプラントは最も眼圧下降が期待できるロングチューブシャント手術である

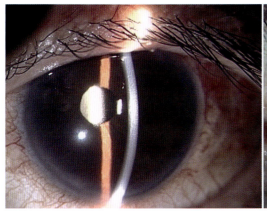
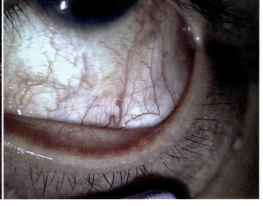

a｜b　図 4. 強膜ポケットを用いたアーメド緑内障バルブ手術が著効した症例
　　a：術前の前眼部写真．結膜充血が著明である．緑内障点眼とアセタゾラミド内服下にもかかわらず眼圧は 32 mmHg であった．以前に硝子体手術が施行されており，密に汎網膜光凝固が完成している．
　　b：術後 1 年の前眼部写真．チューブの露出を認めない．眼圧は 19 mmHg であった．

が，合併症の頻度が高いことが問題である．Sidoti らは 36 眼の血管新生緑内障に対してバルベルト緑内障インプラントを施行して，その成績を報告している．手術成功を，①眼圧が 6 mmHg 以上かつ 21 mmHg 以下，②緑内障点眼なし，③重篤な合併症なし，と定義したところ，術後 12 か月時点での成功率は 79％と眼圧コントロールは良好であった．しかしながら，前房消失，重篤な脈絡膜剝離，チューブ閉塞などの合併症が 11％に生じ，31％が光覚を失うという結果となっている[32]．一方，我が国からは良好な手術成績が報告されている．バルベルト緑内障インプラントが施行された 35 眼の血管新生緑内障のデータを解析した東條らのスタディでは，術後 1 年での手術成功（眼圧 6〜21 mmHg，光覚あり，追加緑内障手術なし，で定義）率は 82.7％であり，経過中に浅前房や脈絡膜剝離などの低眼圧所見は認められていない[33]．硝子体手術併用でバルベルト緑内障インプラントのチューブ先端硝子体腔内留置が施行された 27 眼の血管新生緑内障のデータを解析した Nishitsuka らの報告では，術後 1，2，3 年での手術成功（眼圧 6〜21 mmHg と定義）率は，それぞれ 100％，85.2％，77.4％であり，前房出血（14.8％）と硝子体出血（15.8％）を除き，重篤な合併症はみられていない[34]．筆者も増殖糖尿病網膜症に続発する血管新生緑内障に対してバルベルト緑内障イ

ンプラントを選択することがあるが，高眼圧期を乗り切るだけの視機能が残存しているかどうか（腎機能障害が強い症例では長期間のアセタゾラミド内服が難しい），術後に不可逆的な低眼圧にならないか（眼虚血症候群を合併している眼では房水産生能が低下しているため，濾過手術後に著しい低眼圧になることがある），など気を遣うことが多い．緑内障点眼が問題とならない若年者であれば，より安全だが眼圧下降効果が弱いアーメド緑内障バルブ手術を選択し目標眼圧に足りないところを緑内障点眼で補うという方針となることも多い．

4．経強膜毛様体レーザー

経強膜毛様体レーザーは難治性の血管新生緑内障の治療法として広く認知されている．従来の方法では毛様体からのポップ音を基準に最適なレーザーパワーを決定したため，過剰な毛様体破壊による眼球癆のリスクが問題であった[35]．近年報告されたスロー凝固による経強膜毛様体レーザーでは固定されたエネルギーで毛様体を凝固することから合併症のリスクを減らしながら治療効果が期待できる[36]．Khodeiry らは 53 例の血管新生緑内障に対してスロー凝固による経強膜毛様体レーザーを施行し，その成績を報告している．治療成功を，①眼圧 6〜21 mmHg，②ベースラインから 20％以上の眼圧下降，③追加緑内障手術なし，④

光覚維持，と定義したところ，術後12か月，24か月での手術成功率は，それぞれ71.7%，64.2%であった．頻度の高い合併症については，2段階以上の視力低下(13.2%)，遷延する前眼部炎症(9.4%)，5 mmHg以下の低眼圧(3.8%)であった[37]．治療効果と安全性のバランスからは，スロー凝固による経強膜毛様体レーザーは血管新生緑内障の有望な治療オプションと考えられる．

おわりに

血管新生緑内障の管理は非常に複雑である．特に増殖糖尿病網膜症に伴う血管新生緑内障では，原因となる網膜症の治療，全身疾患の管理，患者を取り巻く環境など，眼圧下降以外に考慮すべきことが非常に多いことから，チームとして治療にあたることが大切である．血管新生緑内障の治療は，「血管新生の原因に対する治療」と「高眼圧に対する治療」に大別されるが，それぞれについて治療がアップデートされているのでこれらをあらかじめ理解しておくことが望ましい．十分な知識と経験を持って目の前の患者に最適な治療法を遅滞なく選択・施行することが，糖尿病網膜症に合併する血管新生緑内障診療で最も重要な点である．

文　献

1) Tang Y, Shi Y, Fan Z：The mechanism and therapeutic strategies for neovascular glaucoma secondary to diabetic retinopathy. Front Endocrinol(Lausanne), **14**：1102361, 2023.

2) Sugihara Y, Takamura Y, Yamada Y, et al：Characterization of the visually impaired patients with diabetes mellitus in Japan. J Diabetes Investig, **15**：882-891, 2024.

3) Chaqour B, Karrasch C：Eyeing the Extracellular Matrix in Vascular Development and Microvascular Diseases and Bridging the Divide between Vascular Mechanics and Function. Int J Mol Sci, **21**：3487, 2020.

4) Shu DY, Lovicu FJ：Myofibroblast transdifferentiation：The dark force in ocular wound healing and fibrosis. Prog Retin Eye Res, **60**：44-65,

2017.

5) Aiello LP, Avery RL, Arrigg PG, et al：Vascular endothelial growth factor in ocular fluid of patients with diabetic retinopathy and other retinal disorders. N Engl J Med, **331**：1480-1487, 1994.

6) Tolentino MJ, Miller JW, Gragoudas ES, et al：Vascular endothelial growth factor is sufficient to produce iris neovascularization and neovascular glaucoma in a nonhuman primate. Arch Ophthalmol, **114**：964-970, 1996.

7) Yang H, Yu X, Sun X：Neovascular glaucoma：Handling in the future. Taiwan J Ophthalmol, **8**：60-66, 2018.

8) Chalam KV, Brar VS, Murthy RK：Human ciliary epithelium as a source of synthesis and secretion of vascular endothelial growth factor in neovascular glaucoma. JAMA Ophthalmol, **132**：1350-1354, 2014.

9) Urbonaviciute D, Buteikiene D, Januleviciene I：A Review of Neovascular Glaucoma：Etiology, Pathogenesis, Diagnosis, and Treatment. Medicina(Kaunas), **58**：1870, 2022.
Summary 血管新生緑内障についてまとめられた最新のレビュー論文．

10) Laatikainen L：Preliminary report on effect of retinal panphotocoagulation on rubeosis iridis and neovascular glaucoma. Br J Ophthalmol, **61**：278-284, 1977.

11) Bandello F, Polito A, Pognuz DR, et al：Triamcinolone as adjunctive treatment to laser panretinal photocoagulation for proliferative diabetic retinopathy. Arch Ophthalmol, **124**：643-650, 2006.

12) Sotani-Ogawa R, Kusuhara S, Hirota Y, et al：Continuous glucose monitoring metrics following sub-Tenon's injection of triamcinolone acetonide for diabetic macular edema. Graefes Arch Clin Exp Ophthalmol, **262**：449-456, 2024.

13) Blumenkranz MS, Yellachich D, Andersen DE, et al：Semiautomated patterned scanning laser for retinal photocoagulation. Retina, **26**：370-376, 2006.

14) Chappelow AV, Tan K, Waheed NK, et al：Panretinal photocoagulation for proliferative diabetic retinopathy：pattern scan laser versus argon laser. Am J Ophthalmol, **153**：137-142. e2,

2012.

15) Ghanem AA, El-Kannishy AM, El-Wehidy AS, et al：Intravitreal bevacizumab（avastin）as an adjuvant treatment in cases of neovascular glaucoma. Middle East Afr J Ophthalmol, **16**：75-79, 2009.

16) Ha JY, Lee TH, Sung MS, et al：Efficacy and Safety of Intracameral Bevacizumab for Treatment of Neovascular Glaucoma. Korean J Ophthalmol, **31**：538-547, 2017.

17) Luke J, Nassar K, Luke M, et al：Ranibizumab as adjuvant in the treatment of rubeosis iridis and neovascular glaucoma—results from a prospective interventional case series. Graefes Arch Clin Exp Ophthalmol, **251**：2403-2413, 2013.

18) Li DK, Zhang F, Yu JQ, et al：Clinical observation of ranibizumab combined with surgery in the treatment of neovascular glaucoma with vitreous hemorrhage. Int Ophthalmol, **42**：2757-2763, 2022.

19) Inatani M, Higashide T, Matsushita K, et al：Intravitreal Aflibercept in Japanese Patients with Neovascular Glaucoma：The VEGA Randomized Clinical Trial. Adv Ther, **38**：1116-1129, 2021.
     Summary 血管新生緑内障に対するアフリベルセプト硝子体注射（無作為化比較試験）の結果をまとめた論文.

20) Inatani M, Higashide T, Matsushita K, et al：Efficacy and Safety of Intravitreal Aflibercept Injection in Japanese Patients with Neovascular Glaucoma：Outcomes from the VENERA Study. Adv Ther, **38**：1106-1115, 2021.

21) Hirano T, Toriyama Y, Iesato Y, et al：Changes in Plasma Vascular Endothelial Growth Factor Level after Intravitreal Injection of Bevacizumab, Aflibercept, or Ranibizumab for Diabetic Macular Edema. Retina, **38**：1801-1808, 2018.

22) Alarcon-Martinez L, Shiga Y, Villafranca-Baughman D, et al：Neurovascular dysfunction in glaucoma. Prog Retin Eye Res, **97**：101217, 2023.

23) Rassam SM, Patel V, Kohner EM：The effect of experimental hypertension on retinal vascular autoregulation in humans：a mechanism for the progression of diabetic retinopathy. Exp Physiol, **80**：53-68, 1995.

24) Kanter JA, Amin P, Komati R, et al：Gonioscopy-assisted transluminal trabeculotomy in neovascular glaucoma：Salvaging the conventional outflow pathway. Am J Ophthalmol Case Rep, **28**：101668, 2022.

25) Takihara Y, Inatani M, Fukushima M, et al：Trabeculectomy with mitomycin C for neovascular glaucoma：prognostic factors for surgical failure. Am J Ophthalmol, **147**：912-918, 918. e1, 2009.
     Summary 血管新生緑内障に対する線維柱帯切除術（101 眼）の成績を解析した論文.

26) Zhou X, Chen J, Luo W, et al：Short-Term Outcomes of Trabeculectomy With or Without Anti-VEGF in Patients With Neovascular Glaucoma：A Systematic Review and Meta-Analysis. Transl Vis Sci Technol, **12**：12, 2023.

27) 楠原仙太郎, 中村　誠：続発緑内障に対するテノン開創器を用いた線維柱帯切除術の短期成績. 日眼会誌, **123**：121-127, 2019.

28) Budenz DL, Feuer WJ, Barton K, et al：Postoperative Complications in the Ahmed Baerveldt Comparison Study During Five Years of Follow-up. Am J Ophthalmol, **163**：75-82. e3, 2016.

29) Netland PA, Ishida K, Boyle JW：The Ahmed Glaucoma Valve in patients with and without neovascular glaucoma. J Glaucoma, **19**：581-586, 2010.

30) He CZ, Lu SJ, Zeng ZJ, et al：The efficacy and safety of anti-vascular endothelial growth factor combined with Ahmed glaucoma valve implantation in the treatment of neovascular glaucoma：a systematic review and meta-analysis. Front Med（Lausanne）, **11**：1405261, 2024.

31) Maki H, Mori S, Imai H, et al：Autologous Scleral Pocket Technique for Ahmed Glaucoma Valve Implantation with Pars Plana Tube Insertion for Neovascular Glaucoma. J Clin Med, **10**：1606, 2021.

32) Sidoti PA, Dunphy TR, Baerveldt G, et al：Experience with the Baerveldt glaucoma implant in treating neovascular glaucoma. Ophthalmology, **102**：1107-1118, 1995.

33) 東條直貴, 中村友子, コンソルボ上田朋子ほか：血管新生緑内障に対するバルベルト緑内障インプラント手術の治療成績. 日眼会誌, **121**：138-145, 2017.

34) Nishitsuka K, Sugano A, Matsushita T, et al：Surgical outcomes after primary Baerveldt glau-

coma implant surgery with vitrectomy for neovascular glaucoma. PLoS One, **16** : e0249898, 2021.

35) Ishida K : Update on results and complications of cyclophotocoagulation. Curr Opin Ophthalmol, **24** : 102-110, 2013.

36) Duerr ER, Sayed MS, Moster S, et al : Transscleral Diode Laser Cyclophotocoagulation : A Comparison of Slow Coagulation and Standard Coagulation Techniques. Ophthalmol Glaucoma, **1** : 115-122, 2018.

37) Khodeiry MM, Lauter AJ, Sayed MS, et al : Primary slow-coagulation transscleral cyclophotocoagulation laser treatment for medically recalcitrant neovascular glaucoma. Br J Ophthalmol, **107** : 671-676, 2023.

特集/眼科医が知っておくべき糖尿病網膜症診療ストラテジー

V. 治 療

糖尿病網膜症・黄斑浮腫における新規創薬治療

鈴村文那*

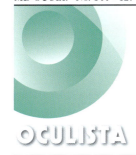

Key Words: 遺伝子治療(gene therapy),チロシンキナーゼ阻害薬(tyrosine kinase inhibitors), PPARα作動薬(peroxisome proliferator-activated receptor alpha agonists), カリクレイン-キニン系(kallikrein-kinin system), 老化細胞除去薬(senolytic drugs)

Abstract: 糖尿病網膜症(DR)および糖尿病黄斑浮腫(DME)は依然として主要な失明原因であり,抗VEGF療法が標準治療として確立されているものの,治療抵抗例や頻回投与による負担など,未解決の課題が存在する.新規治療薬の開発は多岐にわたり,遺伝子治療ではABBV-RGX-314やTarcocimabが有望な結果を示している.また,セマフォリン3A阻害薬のBI 764524は糖尿病黄斑虚血に対する初の治療薬として期待され,経口薬であるフェノフィブラートはPPARα作動を介してDRの進行抑制効果を示している.DMEに対しては,カリクレイン-キニン系阻害薬のRZ402や,老化細胞除去薬のUBX1325など,VEGF非依存性の新規治療薬の開発が進んでいる.今後は個別化医療の実現に向けた研究とともに,これら新規治療法の長期的な有効性・安全性の検証が重要な課題となる.

はじめに

糖尿病網膜症(diabetic retinopathy:DR)は,世界の失明原因として依然として上位を占め,糖尿病有病率の上昇に伴い今後も患者数が増加することが推定されている[1].増殖前糖尿病網膜症(non-proliferative diabetic retinopathy:NPDR)から増殖糖尿病網膜症(proliferative diabetic retinopathy:PDR)への進展抑制には汎網膜光凝固術が,また重症PDRに対しては硝子体手術が確立された治療として位置づけられている.一方,視力予後に直結する糖尿病黄斑浮腫(diabetic macular edema:DME)に対しては,血管内皮増殖因子(vascular endothelial growth factor:VEGF)阻害剤の硝子体内投与が第一選択として広く普及している.しかしながら,VEGF阻害剤不応例の存在や頻回投与に伴う治療負担,さらには長期的な治療効果の持続性など,既存治療では克服できない課題も少なくない.本稿では,DRおよびDMEに対する新規治療薬の開発動向を概説するとともに,将来的な治療戦略について考察する.

DRに対する新規創薬の現状(表1)

1.VEGF
1)遺伝子治療

REGENXBIO社とAbbVie社が共同で開発するABBV-RGX-314が遺伝子治療薬として注目を集めている.本薬剤は抗VEGF抗体のFab部分をコードするアデノ随伴ウイルス(adeno-associated virus:AAV)ベクターであり,網膜下への単回投与により網膜色素上皮細胞への遺伝子導入を行う[2].2つの用量レベル(2.5×10^{11} GC/eyeおよび5×10^{11} GC/eye)の3つのコホートで,中等度

---

* Ayana SUZUMURA,〒466-8550 名古屋市昭和区鶴舞町65 名古屋大学大学院医学系研究科眼科学・感覚器障害制御教室,病院助教

表 1. DR に対する新規薬剤

現在 DR に対して開発が進められている新規薬剤の一部を，本文に掲載した順にまとめた．2024 年 11 月 30 日時点で，study status が①recruiting，②Active, not recruiting，③completed のいずれかに該当し，薬理作用や投与方法などの新規性が高く，開発終了となっていないものを列挙した．

Drug	Sponsor	投与方法	Phase	NCT Number	status
RGX-314	REGENXBIO, AbbVie	網膜下注射	2	NCT04567550	recruiting
Tarcocimab	Kodiak Sciences, Inc.	硝子体注射	3	NCT06270836	recruiting
BI 764524	Boehringer Ingelheim	硝子体注射	2	NCT06321302	recruiting
PER-001	Perfuse Therapeutics, Inc.	硝子体内インプラント	2	NCT06003751	Active, not recruiting
OTX-TKI	Ocular Therapeutix, Inc.	硝子体内インプラント	1	NCT05695417	Active, not recruiting
APX3330	Ocuphire Pharma, Inc.	経口	2	NCT04692688	completed
Fenofibrate	Jaeb Center for Health Research	経口	3	NCT04661358	recruiting
Fenofibrate	University of Oxford	経口	4	NCT03439345	completed
Melatonin	Glostrup University Hospital, Copenhagen	経口	3	NCT03478306	completed

または重度の NPDR，または軽度の PDR と診断された DR 患者を対象とした第Ⅱ相 ALTITUDE 試験が現在進行中である．2023 年の米国眼科学会の報告によると，投与 1 年後，ABBV-RGX-314 の両用量の忍容性は良好で，脈絡網膜炎や血管炎などはなかった．また，ベースライン時に NPDR を発症していた被験者のうち，高用量レベルを投与された被験者の全例で網膜症の悪化を認めず，ETDRS-DRSS（Early Treatment Diabetic Retinopathy Study-Diabetic Retinopathy Severity Scale）スコアが改善したのは 70.8％であったのに対し，対照群では 25.0％であった．さらに，DRSS スコアが 2 段階以上悪化した患者は対照群の 37.5％に対して皆無であった[3]．

2）バイオポリマーコンジュゲート

Kodiak 社が開発した Tarcocimab は，抗 VEGF 抗体バイオポリマーコンジュゲートで，既存の薬剤よりも眼組織内の薬物濃度を長く維持できるように設計されている．第Ⅲ相 GLOW 試験では，中等度～重症の NPDR 患者 253 名を Tarcocimab 群と Sham 群に無作為に割り付け，Tarcocimab 群は 0 週，4 週，8 週，12 週に投与後，24 週まで 12 週間間隔，その後は 48 週まで 24 週間間隔で硝子体投与を行い，対照群は同様のスケジュールで偽薬投与を行った．投与開始 48 週時点では，DRSS スコアが 2 段階以上改善した割合は，対照群の 1.4％に対して Tarcocimab 群では 41.1％と有意

に高く，また対照群では DRSS スコアが 3 段階以上改善した症例はなかったが，Tarcocimab 群では 5.6％の症例で改善を認めた．さらに，視力をおびやかす合併症（DME，PDR，前眼部新生血管）の発症率は対照群で 21.0％である一方，Tarcocimab 群では 2.3％と有意に低かった．眼内炎症の発症率は両群で同程度であった[4]．この GLOW 試験の結果を受けて，現在第Ⅲ相 GLOW2 試験が進行中である．

3）マルチターゲットチロシンキナーゼ

VEGF 受容体 1～3 に対するチロシンキナーゼ阻害薬であるアキシチニブを含有する，生体内分解性ハイドロゲルインプラントとして開発中の OTX-TKI（Ocular Therapeutix 社）がある．第Ⅰ相 HELIOS 試験では，中等度～重症の NPDR と診断され，DME を伴わない患者に対して OTX-TKI を投与したところ，13 例中 6 例において投与 40 週後の DRSS スコアが 1 段階または 2 段階改善し，眼炎症などの有害事象は確認されなかった[5]．

4）Ref-1

より侵襲性の低い投与方法として，経口投与も試みられている．VEGF および炎症シグナル伝達経路の転写制御因子である Ref-1 の新規低分子阻害剤である APX3330（Ocuphire Pharma 社）は DR の重症化を抑制する経口薬として期待されている．第Ⅱb 相 ZETA-1 試験では，中等度～重症の NPDR もしくは軽度 PDR と診断された患者を対

象に1日2回のAPX3330投与と偽薬投与を1:1の割合で割り当てたところ, 24週後にDRSSスコアが少なくとも3段階以上の悪化を認めた割合は対照群の15.2%に対して, APX3330投与群では5.7%と有意に抑制されることが明らかになった[6]. この薬剤はDMEに対する臨床試験も進められている.

2. セマフォリン3A

VEGF以外の創薬ターゲットとして, 虚血網膜の再灌流を阻害する軸索ガイダンス分子であるセマフォリン3A(Sema3A)が挙げられる. Boehringer Ingelheim社が開発した抗Sema3A抗体のBI 764524は, 糖尿病黄斑虚血(diabetic macular ischaemia:DMI)に対する世界初の治療薬として期待されており, 現在第I/IIa相HORNBILL試験(NCT04424290)が行われている[7]. ここで, 光干渉断層血管撮影(OCT angiography:OCTA)を用いてDMIと診断された患者または汎網膜光凝固術による治療歴がある患者を対象として, BI 764524を4週間間隔で3回投与したところ, 投与後16週の時点でプラセボ投与群と比較して中心窩無血管領域(foveal avascular zone:FAZ)面積の増加が有意に抑制された[8]. 今後第IIb相CRIMSON試験が開始される予定である.

3. エンドセリン

Perfuse Therapeutics社が開発を進めているPER-001は, 長さ4 mmの生体内分解性円柱状インプラントで, 血管収縮性ペプチドホルモンであるエンドセリンを標的とした低分子エンドセリン受容体拮抗薬である. エンドセリンの過剰な活性化は炎症反応を惹起することが示唆されている. PER-001は25ゲージアプリケーターを用いた単回投与により硝子体腔内に留置され, 6か月間の薬剤徐放を実現する設計となっている. 現在, 第II相臨床試験の開始に向けた準備が進行中である(NCT06003751).

4. フェノフィブラート

フェノフィブラートは従来, 高脂血症の治療薬として使用されてきたが, 近年ではDRに対する経口治療薬としての有効性を示すエビデンスが蓄積されている. FIELD(Fenofibrate Intervention and Event Lowering in Diabetes)試験では, 2型糖尿病患者9,795例を対象に, フェノフィブラート投与群(200 mg/日)とプラセボ群を平均5年間追跡し, DRに対するレーザー光凝固術の必要性を評価した. その結果, フェノフィブラート投与群では, レーザー光凝固術を要するDRの発症リスクが31%低下し, すでにDRを有する患者群では, DRの進行リスクが79%低下するという効果が認められた[9].

FIELD studyの結果を受けて, DRの進行を主要評価項目とした大規模前向き試験であるACCORD Eye試験(Action to Control Cardiovascular Risk in Diabetes Eye Study)が実施された. 2型糖尿病患者2,856例を対象に, シンバスタチンにフェノフィブラートを併用する群とプラセボ群を比較検討した. 4年間の追跡期間中, フェノフィブラート併用群ではDRの進行リスクが40%低下した[10]. これらの臨床効果の作用機序として, フェノフィブラートのPPARα(ペルオキシソーム増殖因子活性化受容体α)を介した抗炎症作用, 抗酸化作用, 血管内皮保護作用などが示唆されている. 特に, 網膜における炎症性サイトカインの発現抑制, アポトーシスの抑制, さらには血液網膜関門の安定化作用が報告されている.

さらに, 早期のNPDR患者を対象としてフェノフィブラートの効果を検証したLENS(Lowering Events in Non-proliferative Retinopathy in Scotland)試験では, フェノフィブラートは偽薬と比較してDRの進行リスクを27%抑制したことが明らかになっており[11], 現在オーストラリアのFAME 1 Eye(Fenofibrate and Microvascular Events in Type 1 Diabetes Eye)試験(NCT01320345)[12], 米国の糖尿病網膜症臨床研究グループによるRandomized Clinical Trial Evaluating Fenofibrate for Prevention of Diabetic Retinopathy Worsening(NCT04661358)[13]が進められている.

表 2. DME に対する新規薬剤

現在 DME に対して開発が進められている新規薬剤の一部を，本文に掲載した順にまとめた．2024 年 11 月 30 日時点で，study status が①recruiting，②Active, not recruiting，③completed のいずれかに該当し，薬理作用や投与方法などの新規性が高く，開発終了となっていないものを列挙した．

Drug	Sponsor	投与方法	Phase	NCT Number	status
4D-150	4D Molecular Therapeutics	硝子体注射	2	NCT05930561	recruiting
ADVM-022	Adverum Biotechnologies, Inc.	硝子体注射	2	NCT04418427	completed
FT-003	Frontera Therapeutics	硝子体注射	1，2	NCT06492876	recruiting
EYP-1901 (vorolanib)	EyePoint Pharmaceuticals, Inc.	硝子体内インプラント	2	NCT06099184	recruiting
KHK4951 (tivozanib)	協和キリン	点眼	2	NCT06116916	recruiting
RZ402	Rezolute	経口	2	NCT05712720	Active, not recruiting
UBX1325	Unity Biotechnology, Inc.	硝子体注射	2	NCT06011798, NCT04537884	Active, not recruiting
levosulpiride	Carmen Clapp	経口	2	NCT03161652	recruiting

5．メラトニン

松果体から分泌されるホルモンであるメラトニンは，概日リズムを維持することが知られていたが，内皮バリア機能および血管透過性の維持，抗炎症および抗酸化特性，ならびにアポトーシスの阻害を含む，複数の薬理学的効果を発揮することが近年明らかになってきており，網膜微小血管の内皮間葉転換を制御することで DR を抑制する可能性も示唆されている[14]．DR 患者を対象に，メラトニンの内服が DR の進行や網膜構造に与える影響を第Ⅲ相試験で検証され，現在結果が待たれている（NCT03478306）．

DME に対する新規創薬の現状（表 2）

1．VEGF

1）遺伝子治療

DME の治療においても，遺伝子治療の研究開発が精力的に進められている．4D-150（4D Molecular Therapeutics 社）は，VEGF-A，VEGF-B，VEGF-C，placental growth factor（PlGF）を阻害する遺伝子治療である．第Ⅱ相 SPECTRA 試験は 2 段階で構成されており，投与量確認段階では，4D-150 の 2 つの初期投与量（5×10^9 または 1×10^{10} vg/眼）またはアフリベルセプト対照群に 1：1：1 で割り付けられ，投与量拡大段階では，投与量確認の結果に基づき選択された 4D-150 投与量群またはアフリベルセプト対照群に 1：1：1 で割

り付けられる．対象は，主に DME に起因する視力低下を有する成人糖尿病患者で，治療歴の有無は問わない．主要評価項目は試験眼におけるアフリベルセプトの年間注射回数とし，副次的評価項目として有害事象の評価，BCVA および CST のベースラインからの変化，ETDRS-DRSS における糖尿病網膜症重症度の 2 段階以上および 3 段階以上の改善を示した被験者の割合を評価する．用量確認段階での登録と投与は完了したと発表され，今後の開発に向けて 2025 年 2 月 10 日に発表される予定である[15]．

4D-150 以外の遺伝子治療としては，アフリベルセプトをコードする AAV ベクターである ADVM-022（Adverum Biotechnologies 社）と FT-003（Frontera Therapeutics 社）が挙げられる．ADVM-022 については，第Ⅱ相 INFINITY 試験において ADVM-022 の最高用量を投与された患者に汎ぶどう膜炎を伴う低眼圧症と視力低下が発生したため，以降の開発は終了となった．その代わりに，同社は ADVM-022 を滲出性加齢黄斑変性の治療に使用することに重点を移しており，第Ⅰ相 OPTIC 試験で有望な結果が観察された[16]．FT-003 については，作用機序に関する情報を非公開としており，今後臨床試験の結果が待たれる．

2）チロシンキナーゼ阻害薬

VEGF 受容体 1～3 に対するチロシンキナーゼ

阻害薬である EYP-1901（EyePoint Pharmaceuticals 社）は徐放性 VEGF 阻害剤であり，6 か月に一度硝子体内に投与する．VEGF 阻害剤による前治療歴のある DME を対象とした第Ⅱ相 VERONA 試験では，主要評価項目としてアフリベルセプトを初めて追加注射するまでの期間（最長 24 週間）を，副次的評価項目としては安全性・最高矯正視力の変化・CST の変化・DRSS スコアの経時的変化を評価する（NCT06099184）．

この他には，点眼薬による治療も試みられている．VEGF 受容体 1～3 に対するチロシンキナーゼ阻害薬である tivozanib を後眼部組織に効率よく送達するように設計したナノクリスタルである KHK4951（協和キリン社）は，現在第Ⅱ相臨床試験にて検証が進められている[17]．

2．カリクレイン-キニン

DME の病態生理において，カリクレイン-キニン系（KKS）が重要な役割を果たすことが近年明らかになってきた．慢性的な高血糖状態では，網膜血管内皮細胞の障害により，血漿カリクレインの活性化が促進される．この血漿カリクレインは高分子キニノーゲンを切断してブラジキニンを生成し，生成されたブラジキニンがその受容体を介して血管拡張と血管透過性亢進を引き起こす[18]．血漿カリクレイン阻害による治療は，このカスケードの上流を遮断することで VEGF 非依存的な DME 抑制を狙ったものである[19]．

新規経口薬の RZ402（Rezolute 社）については，軽度～中等度の NPDR を伴い，過去の VEGF 阻害剤使用歴が 3 回以下である DME 患者を対象とした第Ⅱ相試験が行われており，50 mg・200 mg・400 mg の 3 用量群とプラセボ群に患者を無作為に割り付け，12 週間の 1 日 1 回経口投与を実施し，4 週間のフォローアップを行った．トップライン結果によると，すべての用量群でプラセボと比較して CST の有意な改善が認められ，特に 200 mg 群で最も顕著な効果が確認された．重症 DME 患者（CST≧400 μm）のサブグループでは，200 mg 投与により約 75 μm の改善が示された[20]．

3．細胞老化

老化細胞はアポトーシスに対して抵抗性を持ち，組織内に蓄積することで糖尿病を含む様々な疾患を引き起こすと考えられている．BCL-2 ファミリーは，アポトーシスの制御に重要な役割を果たしており，老化細胞ではこれらのタンパク質，特に BCL-xL が過剰に発現することでアポトーシスが抑制されている．UBX1325（Unity Biotechnology 社）は BCL-xL を阻害することでこの抑制状態を解除し，老化細胞をアポトーシスへと誘導する．実際に，網膜血管内皮細胞を用いた実験では，高グルコースによって誘導された老化細胞において，BCL-2 と BCL-xL の発現増加が確認された．また，マウスを用いた前臨床試験では，UBX1325 の投与により，網膜における炎症性サイトカインである IL-1b，IL-6，Tnf の mRNA 発現が有意に減少しており，これは UBX1325 が老化細胞を除去することで，炎症の抑制にも効果があることを示唆している[21]．UBX1325 の安全性・忍容性・有効性の評価目的のための第Ⅱ相 BEHOLD 試験では，UBX1325 の投与による眼内炎症，眼内炎，血管炎などの症例は認めず，偽薬投与群と比較して VEGF 阻害剤による追加治療の必要性が有意に減少した[22]．さらに，投与から 48 週時点で，ベースラインから 6.2 文字の BCVA の有意な改善を認めた[22]．一方，UBX1325 とアフリベルセプト 2 mg の効果を比較検討した第Ⅱ相 ASPIRE 試験では，ベースラインから 24 週までの BCVA の平均変化量や経時的な BCVA・CST の変化について評価予定であり，結果は未公開である．16 週時点のトップラインデータは 2024 年第 4 四半期に，24 週時点のデータは 2025 年第 1 四半期に取得予定である[23]．

4．ドパミン D2 受容体

ドパミン D2 受容体拮抗薬であるレボスルピリドは，プロラクチンを産生する下垂体前葉細胞の膜に存在するドパミン D2 受容体を遮断する．視床下部のドパミンはプロラクチンの放出を阻害することから，レボスルピリドは血液中のプロラク

チン濃度を高め，プロラクチンが血液網膜関門を通過するのを促進する．眼内のマトリックスメタロプロテアーゼがプロラクチンを分解して生成されるバソインヒビンは，網膜の血管透過性と血管新生を抑制する作用があることから，レボスルピリドは高プロラクチン血症を介して DME の進行を抑制する可能性がある[24]．中心窩に DME を有する患者に対するレボスルピリドの治療効果を検証した第Ⅱ相臨床試験では，34 人の被験者をレボスルピリド（25 mg を 1 日 3 回経口投与）または偽薬（乳糖錠剤を 1 日 3 回経口投与）のいずれかを 8 週間投与されるグループに無作為に割り付け，視力，CST，黄斑体積のベースラインからの経時的変化を評価した．その結果，レボスルピリドは偽薬と比較して，4 週，6 週，8 週の時点で，視力，CST，黄斑体積のベースラインからの変化を有意に改善した[25]．レボスルピリド投与による有意な副作用は認めなかった．長期的な有効性と安全性を評価する，より大規模な臨床試験が必要である．

今後の展望

今後の治療戦略としては，個別化医療の実現が重要な課題となる．血漿プロテオミクス解析，網膜イメージング・バイオマーカー，遺伝子多型解析などを用いた治療効果予測が検討されている．また，投与方法の改良も進められており，インプラント，バイオポリマーなどの持続型デリバリーシステムの開発が行われている．さらに，作用機序の異なる薬剤の組み合わせによる併用療法の最適化も重要な課題である．投与タイミングの最適化やコスト対効果の検証を含め，包括的な治療戦略の確立が求められている．

DR，DME の新規治療薬開発は，遺伝子治療，新規分子標的，炎症経路など多岐にわたる分野で進展を見せている．特に遺伝子治療は単回投与で長期効果が期待でき，治療アドヒアランスの改善に寄与する可能性がある．また，VEGF 非依存性の病態に対する新規治療薬の開発も進んでおり，治療抵抗性症例への新たな選択肢となることが期待される．今後は，個別化医療の実現に向けた研究とともに，これら新規治療法の長期的な有効性・安全性の検証が重要な課題となるであろう．

文　献

1) Saeedi P, Petersohn I, Salpea P, et al：Global and regional diabetes prevalence estimates for 2019 and projections for 2030 and 2045：Results from the International Diabetes Federation Diabetes Atlas, 9th edition. Diabetes Res Clin Pract, **157**：107843, 2019.

2) Desideri LF, Vaccaro S, Vagge A, et al：RGX-314. AAV8 gene therapy encoding anti-VEGF Fab, Treatment of wet age-related macular degeneration, Treatment of diabetic retinopathy. Drugs of the Future, **47**(10)：737-741, 2022.

3) Regenxbio Inc.：REGENXBIO Presents Positive One Year Data from Phase Ⅱ ALTITUDE® Trial of ABBV-RGX-314 for Treatment of Diabetic Retinopathy Using Suprachoroidal Delivery.(accessed on 1st December 2024)
Available online：https://regenxbio.gcs-web.com/news-releases/news-release-details/regenxbio-presents-positive-one-year-data-phase-ii-altituder

4) Wykoff CC(on behalf of the GLOW Study Group)：Tarcocimab Tedromer for Diabetic Retinopathy：Primary Endpoint Efficacy and Safety Outcomes of the GLOW Phase 3 Pivotal Study.(accessed on 1st December 2024)
Available online：https://ir.kodiak.com/static-files/ee94e5bd-da6e-4038-b00c-1956c72e5c72

5) Ocular Therapeutix, Inc.：Ocular Therapeutix™ Announces Positive Topline Phase 1 Data for AXPAXLI™ in Diabetic Retinopathy. April 18, 2024. https://investors.ocutx.com/node/12691/pdf

6) Su D, Pepose JS, Withers B, et al：Oral APX3330, a Ref-1 Inhibitor, Slows Progression of Diabetic Retinopathy on a Binocular DRSS Person-Level Scale. ARVO Annual Meeting Abstract, 2024.

7) Chong V, Nguyen QD, Sepah Y, et al：HORNBILL：a phase Ⅰ/Ⅱa trial examining the safety, tolerability and early response of BI 764524 in patients with diabetic retinopathy and diabetic macular ischaemia-rationale, study design and protocol. Trials, **23**(1)：669, 2022.

8) Boehringer Ingelheim：ベーリンガーインゲルハ

イム，糖尿病黄斑虚血を対象とした初の国際臨床試験での良好な結果を発表．(accessed on 1st December 2024)

https://www.boehringer-ingelheim.com/jp/herinkainkeruhaimutangniaobinghuangbanxuxuewoduixiangtoshitachunoguojilinchuangshiyantenoliangghaonaj

9）Dodson PM：Management of diabetic retinopathy：could lipid-lowering be a worthwhile treatment modality? Eye(Lond), **23**(5)：997-1003, 2009.

10）Chew EY, Davis MD, Danis RP, et al；Action to Control Cardiovascular Risk in Diabetes Eye Study Research Group：The effects of medical management on the progression of diabetic retinopathy in persons with type 2 diabetes：the Action to Control Cardiovascular Risk in Diabetes(ACCORD) Eye Study. Ophthalmology, **121**(12)：2443-2451, 2014.

11）Varughese MS, Nayak AU, Jacob S：Fenofibrate therapy in reducing the progression of diabetic retinopathy：revisiting the FIELD and ACCORD-EYE studies through the LENS trial. Eye(Lond), Epub, 2024 Oct 22.

12）Australian New Zealand Clinical Trials Registry：The Fenofibrate And Microvascular Events in Type 1 diabetes Eye. Updated January 16, 2024. https://anzctr.org.au/Trial/Registration/TrialReview.aspx?ACTRN=12611000249954

13）ClinicalTrials.gov：Fenofibrate for Prevention of DR Worsening(Protocol AF). Updated August 26, 2024. https://www.clinicaltrials.gov/study/NCT04661358

14）Ning J, Pan M, Yang H, et al：Melatonin Attenuates Diabetic Retinopathy by Regulating EndMT of Retinal Vascular Endothelial Cells via Inhibiting the HDAC7/FOXO1/ZEB1 Axis. J Pineal Res, **76**(6)：e13008, 2024.

15）4DMT Announces Positive Interim Data from 4D-150 SPECTRA Clinical Trial in DME and Alignment with FDA on Registrational Path. https://ir.4dmoleculartherapeutics.com/node/9501/pdf

16）Khanani AM, Boyer DS, Wykoff CC, et al：Safety and efficacy of ixoberogene soroparvovec in neovascular age-related macular degeneration in the United States(OPTIC)：a prospective, two-year, multicentre phase 1 study. EClinicalMedi-cine, **67**：102394, 2023.

17）協和キリン：News release 糖尿病黄斑浮腫を対象とした tivozanib 点眼液の第 2 相国際臨床試験における最初の症例登録完了について．2024. https://www.kyowakirin.co.jp/pressroom/news_releases/2024/pdf/20240206_02.pdf

18）Chauhan MZ, Rather PA, Samarah SM, et al：Current and Novel Therapeutic Approaches for Treatment of Diabetic Macular Edema. Cells, **11**(12)：1950, 2022.

19）Kita T, Clermont AC, Murugesan N, et al：Plasma Kallikrein-Kinin System as a VEGF-Independent Mediator of Diabetic Macular Edema. Diabetes, **64**(10)：3588-3599, 2015.

20）Rezolute：Rezolute Reports Positive Topline Results from Phase 2 Proof of Concept Study of RZ402 in Patients with Diabetic Macular Edema (DME). (accessed on 1st December 2024) https://ir.rezolutebio.com/news/detail/330/rezolute-reports-positive-topline-results-from-phase-2-proof-of-concept-study-of-rz402-in-patients-with-diabetic-macular-edema-dme

21）Crespo-Garcia S, Fournier F, Diaz-Marin R, et al：Therapeutic targeting of cellular senescence in diabetic macular edema：preclinical and phase 1 trial results. Nat Med, **30**(2)：443-454, 2024.
Summary BCL-xL阻害で老化細胞を標的とする DME 治療の可能性を示した文献．

22）Pieramici DJ, Klier S, Rathmel J, et al：Effect of Patient Baseline Characteristics on Response to UBX1325, a Novel Senolytic Candidate For Patients With DME：BEHOLD Phase 2 Study 48 weeks follow-up. ARVO Annual Meeting Abstract, 2024.

23）UNITY Biotechnology：UNITY Biotechnology Doses First Patients in Phase 2 ASPIRE Study of UBX1325 in DME December 12, 2023 at 8：00 AM EST. https://ir.unitybiotechnology.com/node/9471/pdf

24）Triebel J, Bertsch T, Clapp C：Prolactin and vasoinhibin are endogenous players in diabetic retinopathy revisited. Front Endocrinol(Lausanne), **13**：994898, 2022.

25）Núñez-Amaro CD, López M, Adán-Castro E, et al：Levosulpiride for the treatment of diabetic macular oedema：a phase 2 randomized clinical trial. Eye(Lond), **38**(3)：520-528, 2024.

Monthly Book

OCULISTA
オクリスタ

2020.**3**月増大号
No. **84**

眼科鑑別診断の勘どころ

眼科における**鑑別診断にクローズアップした増大号！**
日常診療で遭遇することの多い疾患・症状を中心に、**判断に迷ったときの
鑑別の"勘どころ"**をエキスパートが徹底解説！

編集企画

柳　靖雄 旭川医科大学教授
2020年3月発行　B5判　182頁　定価5,500円（本体5,000円＋税）

目次

- 小児の眼球運動異常，斜視の診断のすすめ方
- 成人の眼球運動異常，斜視の診断のすすめ方
- 眼瞼腫瘍を認めたら
- 結膜腫瘍の鑑別
- 角膜上皮びらんと遷延性角膜上皮欠損
- 難治性角膜疾患の鑑別―感染症を中心に―
- 角膜内皮障害の鑑別
- 前房炎症の見方
- 緑内障性視神経症と鑑別すべき疾患
- 視神経に腫脹を認めたら
- 視神経炎：最近の考え方―すばやく治療に入るための鑑別診断―
- 黄斑部に出血を認めたら
- 黄斑の滲出性変化の鑑別
- 眼底出血
- 黄斑円孔と偽円孔
- ぶどう膜炎で硝子体混濁をきたすもの
- 眼底に白斑（白点）を認めたら
- 網膜色素上皮症・脈絡膜炎
- 感染性ぶどう膜炎の鑑別ポイント
- 脈絡膜腫瘍を疑った場合の検査所見

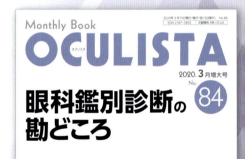

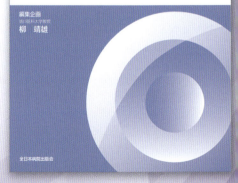

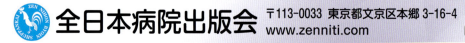

全日本病院出版会
〒113-0033　東京都文京区本郷 3-16-4　Tel：03-5689-5989
www.zenniti.com　　　　　　　　　　　　Fax：03-5689-8030

好評

ファーストステップ！
子どもの視機能をみる
スクリーニングと外来診療

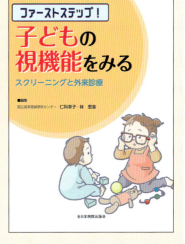

■編集　国立成育医療研究センター　仁科幸子・林　思音

2022年10月発行　B5判　318頁
定価7,480円（本体6,800円＋税）

視機能の異常を早期に発見し、適切に対応するためのファーストステップを、経験豊富な先生方のコラムでの経験談を交えながら、豊富な図表でわかりやすく解説しています！眼科医、視能訓練士、小児科医、また、小児の視覚スクリーニングにかかわる看護師、教育関係者など、子どもにかかわるすべての方にご一読いただきたい1冊です。

目次

Ⅰ．子どもの視機能発達を知る
1. 小児の眼の解剖学的な発達
2. 小児の視力発達
3. さまざまな視機能はどのように発達するか？
4. 視機能と全身の発達

Ⅱ．子どもの視機能障害を知る
1. 視覚障害をきたす疾患
2. 弱視・斜視とは？
    - 私の経験　その視力障害，本当に弱視ですか？
3. 屈折異常とは？

Ⅲ．視覚スクリーニングで早期発見！
1. 0歳から始めたい！視覚スクリーニング
    - 私の経験　産科クリニックでの1か月健診におけるred reflex法
    - Tips&Knowledge　視覚スクリーニングが必要な全身疾患リスト
2. 乳幼児健康診査における視覚スクリーニング
3. 3歳児健診における視覚検査
    - 私の経験　家庭での3歳児視力検査体験談
4. 視覚スクリーニング機器をどう使うか？
    - 私の経験　3歳児健診における屈折検査機器
5. 保健センターと眼科医療機関の連携
6. 小児科医と眼科医の連携―小児科医からの提言―
    - 私の経験　屈折検査は3歳児健診だけでなく年中児，年長児も行う必要がある
7. 小児科医と眼科医の連携―眼科医からの提言―
    - 私の経験　「小児科の先生，お世話になっています」

Ⅳ．眼科精密検査の進め方
1. 乳幼児の検査の進め方
    - Tips&Knowledge　0歳児を診察する！
2. 眼位・眼球運動・両眼視機能検査
3. 視力検査
4. 精密屈折検査
5. 眼底検査
    - Tips&Knowledge　小児眼科医が伝授する診療のコツ
6. 視野検査―動的視野測定を中心に―
7. 画像検査
8. 障害（発達障害・全身疾患）を持つ子どもへの対応
9. 小児の眼鏡処方
    - Tips&Knowledge　インフォームド・コンセント
10. 専門機関へ紹介するタイミング
    - Tips&Knowledge　紹介状作成のポイント―紹介される側からの要望―
    - 私の経験　子どもへの虐待を疑ったら

Ⅴ．学童期の視覚管理の課題
1. 近視の管理の仕方
    - 私の経験　近視の進行防止の前にしておくべきこと
2. デジタルデバイスによる急性内斜視
    - 私の経験　自験例から考える！デジタルデバイスによる急性内斜視患者の生活環境と生活指導
3. 心因性視覚障害
    - 私の経験　トリック法を行うとき―視能訓練士の心構え―
4. 色覚検査とアドバイス
    - 私の経験　私の色覚診療
5. スポーツ外傷の防止
    - 私の経験　アスリートの視機能―ファクターX―
6. コンタクトレンズの処方と管理―処方後のアフターケア・生じうる問題―
    - 私の経験　ファッションと眼

Ⅵ．医療・福祉・教育機関における多職種の連携
1. 視覚障害児に対する医療・福祉・教育機関の連携
    - 私の経験　アイサポート教育相談
    - Tips&Knowledge　書類作成をどうするか？
2. 弱視（ロービジョン）の子どもに対する医療・教育関係の連携
    - Tips&Knowledge　成功体験につなげる子どものロービジョンケア
3. 弱視や斜視の子どもに対する医療・教育機関の連携
    - 私の経験　学校での様子を聞く大切さ
4. 近視の子どもに対する小・中学校との連携
    - Tips&Knowledge　ICT機器利用と児童生徒の健康
5. 学校へのアドバイス
    - Tips&Knowledge　先天赤緑色覚異常の色世界

Ⅶ．小児眼科のトピックス
1. 小児の画像診断の進歩
    - 私の経験　自験例でも実感した小児の画像診断の進歩
2. 小児に適したERG
3. 未熟児網膜症に対する抗VEGF療法
    - 私の経験　未熟児網膜症に対する抗VEGF療法―長期経過は？―
4. 遺伝性網膜ジストロフィ
    - 私の経験　Stargardt病・黄色斑眼底の症例提示，治療法の現状
5. 発達障害児における視覚異常
6. 小児の麻酔と鎮静

全日本病院出版会　〒113-0033　東京都文京区本郷3-16-4　Tel：03-5689-5989
www.zenniti.com　Fax：03-5689-8030

FAX による注文・住所変更届け

改定：2024 年 1 月

　毎度ご購読いただきましてありがとうございます．

　読者の皆様方に弊社の本をより確実にお届けさせていただくために，FAX でのご注文・住所変更届けを受けつけております．この機会に是非ご利用ください．

◎ご利用方法

　FAX 専用注文書・住所変更届けは，そのまま切り離して FAX 用紙としてご利用ください．また，注文の場合手続き終了後，ご購入商品と郵便振替用紙を同封してお送りいたします．**代金が税込 5,000 円をこえる場合，代金引換便とさせて頂きます．**その他，申し込み・変更届けの方法は電話，郵便はがきも同様です．

◎代金引換について

　代金が税込 5,000 円をこえる場合，代金引換とさせて頂きます．配達員が商品をお届けした際に，現金またはクレジットカード・デビットカードにて代金を配達員にお支払い下さい(本の代金＋消費税＋送料)．(※年間定期購読と同時に 5,000 円をこえるご注文を頂いた場合は代金引換とはなりません．郵便振替用紙を同封して発送いたします．代金後払いという形になります．送料は，定期購読を含むご注文の場合は弊社が負担します)

◎年間定期購読のお申し込みについて

　年間定期購読は，1 年分を前金で頂いておりますため，代金引換とはなりません．郵便振替用紙を本と同封または別送いたします．送料弊社負担，また何月号からでもお申込み頂けます．

　毎年末，次年度定期購読のご案内をお送りいたしますので，定期購読更新のお手間が非常に少なく済みます．

◎住所変更届けについて

　年間購読をお申し込みされております方は，その期間中お届け先が変更します際，必ずご連絡下さいますようよろしくお願い致します．

◎取消，変更について

　取消，変更につきましては，お早めに FAX，お電話でお知らせ下さい．

　返品は，原則として受けつけておりませんが，返品の場合の郵送料はお客様負担とさせていただきます．その際は必ず弊社へご連絡ください．

◎ご送本について

　ご送本につきましては，ご注文がありましてから約 1 週間前後とみていただきたいと思います．

◎個人情報の利用目的

　お客様から収集させていただいた個人情報，ご注文情報は本サービスを提供する目的(本の発送，ご注文内容の確認，問い合わせに対しての回答等)以外には利用することはございません．

　その他，ご不明な点は弊社までご連絡ください．

株式会社 全日本病院出版会

〒 113-0033 東京都文京区本郷 3-16-4-7F
電話 03(5689)5989　FAX03(5689)8030　郵便振替口座 00160-9-58753

FAX 専用注文書

年　　月　　日

○印	MB　OCULISTA 5 周年記念書籍	定価(税込)	冊数
	すぐに役立つ眼科日常診療のポイント―私はこうしている―	10,450 円	

(本書籍は定期購読には含まれておりません)

○印	MB　OCULISTA	定価(税込)	冊数
	2025 年 1 月～12 月定期購読（送料弊社負担）	41,800 円	
	2024 年バックナンバーセット(No. 130～141：計 12 冊)(送料弊社負担)	41,800 円	
	2023 年バックナンバーセット(No. 118～129：計 12 冊)(送料弊社負担)	41,800 円	
	No. 132　眼科検査機器はこう使う！ 増大号	5,500 円	
	No. 120　今こそ学びたい！眼科手術手技の ABC 増大号	5,500 円	
	No. 108　「超」入門 眼瞼手術アトラス―術前診察から術後管理まで― 増大号	5,500 円	
	No. 96　眼科診療ガイドラインの活用法 増大号	5,500 円	

MB　OCULISTA バックナンバー（号数と冊数をご記入ください）

No.	/	冊	No.	/	冊	No.	/	冊
No.	/	冊	No.	/	冊	No.	/	冊

○印	PEPARS	定価(税込)	冊数
	2025 年 1 月～12 月定期購読（送料弊社負担）	42,020 円	
	PEPARS No. 195 顔面の美容外科 Basic & Advance 増大号	6,600 円	
	PEPARS No. 171 眼瞼の手術アトラス―手術の流れが見える― 増大号	5,720 円	

PEPARS バックナンバー（号数と冊数をご記入ください）

No.	/	冊	No.	/	冊	No.	/	冊
No.	/	冊	No.	/	冊	No.	/	冊

○印	書籍	定価(税込)	冊数
	角膜テキスト臨床版―症例から紐解く角膜疾患の診断と治療―	11,000 円	
	ファーストステップ！子どもの視機能をみる―スクリーニングと外来診療―	7,480 円	
	ここからスタート！眼形成手術の基本手技	8,250 円	
	超アトラス 眼瞼手術―眼科・形成外科の考えるポイント―	10,780 円	

お名前　フリガナ　　　　　　　　　　　　　　㊞　　　　診療科

ご送付先　〒　　－　　　　　　　　　　□自宅　　□お勤め先

電話番号　　　　　　　　　　　　　　　　□自宅　　□お勤め先

雑誌・書籍の申し込み合計
5,000 円以上のご注文
は代金引換発送になります

―お問い合わせ先―
㈱全日本病院出版会営業部
電話 03(5689)5989

FAX　03(5689)8030

全日本病院出版会行

FAX 03-5689-8030

年　月　日

住 所 変 更 届 け

お 名 前	フリガナ	
お客様番号		毎回お送りしています封筒のお名前の右上に印字されております8ケタの番号をご記入下さい。
新お届け先	〒　　　　　　都 道 　　　　　　　府 県	
新電話番号	（　　　　　）	
変更日付	年　月　日より	月号より
旧お届け先	〒	

※ 年間購読を注文されております雑誌・書籍名に✓を付けて下さい。

- ☐ Monthly Book Orthopaedics（月刊誌）
- ☐ Monthly Book Derma.（月刊誌）
- ☐ Monthly Book Medical Rehabilitation（月刊誌）
- ☐ Monthly Book ENTONI（月刊誌）
- ☐ PEPARS（月刊誌）
- ☐ Monthly Book OCULISTA（月刊誌）

FAX 03-5689-8030

全日本病院出版会行

Monthly Book OCULISTA バックナンバー一覧

2025. 2. 現在

通常号 3,300 円(本体 3,000 円＋税)　　増大号 5,500 円(本体 5,000 円＋税)

2022 年

No. 106 角結膜疾患における小手術
　　　　―基本手技と達人のコツ―　　　編／小林　顕
No. 107 眼科医のための薬理学のイロハ　編／土至田 宏
No. 108 「超」入門 眼瞼手術アトラス
　　　　―術前診察から術後管理まで―　**増大**
　　　　　　　　　　　　編／嘉鳥信忠・今川幸宏
No. 109 放っておけない眼瞼けいれん
　　　　―診断と治療のコツ―　　　編／木村亜紀子
No. 110 どう診る？ 視野異常　　　　編／松本長太
No. 111 基本から学ぶ！ぶどう膜炎診療のポイント
　　　　　　　　　　　　　　　　　編／南場研一
No. 112 年代別・目的別 眼鏡・コンタクトレンズ処方
　　　　―私はこうしている―　編／野田　徹・前田直之
No. 113 ステップアップ！黄斑疾患診療
　　　　―コツとピットフォールを中心に―　編／井上　真
No. 114 知らないでは済まされない眼病理
　　　　　　　　　　　　　　　　編／久保田敏昭
No. 115 知っておきたい！眼科の保険診療　編／柿田哲彦
No. 116 眼科アレルギー疾患アップデート
　　　　　　　　　　　　　　　　編／海老原伸行
No. 117 眼と全身疾患―眼科医からのメッセージ―
　　　　　　　　　　　　　　　　　編／山田晴彦

2023 年

No. 118 低侵襲緑内障手術(MIGS)の基本と実践
　　　　―術式選択と創意工夫―　　　編／稲谷　大
No. 119 再考！角膜炎診療
　　　　―感染性角膜炎の病原体と標的治療―　編／戸所大輔
No. 120 今こそ学びたい！眼科手術手技の ABC **増大**
　　　　　　　　　　　　　　　　　編／太田俊彦
No. 121 プレミアム眼内レンズ アップデート
　　　　　　　　　　　　　　　　　編／國重智之
No. 122 眼腫瘍診断テクニック―臨床所見と画像診断―
　　　　　　　　　　　　　　　　　編／臼井嘉彦
No. 123 まずはここから！ 涙道診療の立ち上げ
　　　　―クリニックから大学病院まで―　編／白石　敦
No. 124 複視の治療方針アプローチ　　　編／後関利明
No. 125 エキスパートに学ぶ！
　　　　眼外傷の治療選択と処置の実際　編／恩田秀寿
No. 126 眼のアンチエイジング　　　　　編／鈴木　智
No. 127 抗 VEGF 療法をマスターする！　編／古泉英貴
No. 128 ドライアイ診療の新時代　　　　編／猪俣武範
No. 129 隅角検査道場―基本と実践―　　編／庄司拓平

2024 年

No. 130 Step up！角膜移植術アップデート 編／林　孝彦
No. 131 臨床直結！見直したい光凝固療法
　　　　　　　　　　　　　　　　編／中尾新太郎
No. 132 眼科検査機器はこう使う！**増大**　編／二宮欣彦
No. 133 眼科手術の基本
　　　　―器具・操作のロジック―　　編／江口秀一郎
No. 134 オルソケラトロジー診療の基本のキ
　　　　―これから始める人に―　　編／平岡孝浩
No. 135 押さえておきたい乱視・収差の診かた
　　　　―診断のポイントと対処法―　編／飯田嘉彦
No. 136 コンタクトレンズ処方＆ケア update
　　　　　　　　　　　　　　　　編／鈴木　崇
No. 137 今だから知りたい！老視研究・診療の最前線
　　　　　　　　　　　　　　　　編／根岸一乃
No. 138 隠れた所見を見逃すな！眼科画像診断アトラス
　　　　　　　　　　　　　　　　編／三浦雅博
No. 139 徹底的に基本を学ぶ！子どもの眼の手術入門
　　　　―術前計画・麻酔・手技・術後ケア―　編／森本　壮
No. 140 術者が伝えたい！
　　　　眼内レンズ挿入後のアフターフォロー
　　　　　　　　　　　　　　　　編／安田明弘
No. 141 分野別 エキスパートが伝授する手術適応の考え方
　　　　―タイミングと術式選択―　編／西村栄一

2025 年

No. 142 今こそ学ぶべき網膜電図(ERG)　編／上野真治
No. 143 眼瞼手術の勘どころ―視機能・整容・再手術―
　　　　　　　　　　　　　　　　編／田邉美香

各目次等の詳しい内容はホームページ(www.zenniti.com)をご覧ください.

次号予告（4 月号）

はじめよう！小児眼科

編集企画／順天堂大学准教授　　　　　　　根岸　貴志

小児眼科外来に必要な医療設備…………清水　ふき
小児眼科外来の設備と内装………………中山　百合
視能訓練士として必要な小児の知識……井上あかねほか
看護師から見た小児眼科外来……………柏倉茉希子
小児眼科と医療連携………………………宇井　牧子
小児の問診票………………………………村木　早苗
生涯学習と医師間交流・プリズム倶楽部
　について…………………………………根岸　貴志
座談会
小児眼科医の嬉しい話……………………座長/根岸　貴志
　　　宇井　牧子，富田　　茜，中山　百合，浜　由起子

編集顧問：村上　晶　順天堂大学名誉教授	**No. 144　編集企画：**	
編集主幹：高橋　浩　日本医科大学名誉教授	杣本昌彦　山形大学教授	
堀　裕一　東邦大学教授		

Monthly Book OCULISTA　No. 144

2025 年 3 月 15 日発行（毎月 15 日発行）
　　定価は表紙に表示してあります.
　　　　　　Printed in Japan

発行者　　末　定　広　光
発行所　　株式会社　**全日本病院出版会**
〒 113-0033 東京都文京区本郷 3 丁目 16 番 4 号 7 階
　　　　電話　(03)5689-5989　Fax　(03)5689-8030
　　　　郵便振替口座　00160-9-58753
印刷・製本　三報社印刷株式会社　　　電話　(03)3637-0005
広告取扱店　㈱メディカルブレーン　電話　(03)3814-5980

© ZEN・NIHONBYOIN・SHUPPANKAI, 2025

・本誌に掲載する著作物の複製権・翻訳権・上映権・譲渡権・公衆送信権（送信可能化権を含む）は株式会社
　全日本病院出版会が保有します.
・ JCOPY ＜（社）出版者著作権管理機構　委託出版物＞
　本誌の無断複写は著作権法上での例外を除き禁じられています. 複写される場合は, そのつど事前に, (社)出版
　者著作権管理機構（電話 03-5244-5088, FAX 03-5244-5089, e-mail: info@jcopy.or.jp）の許諾を得てください.
・本誌をスキャン, デジタルデータ化することは複製に当たり, 著作権法上の例外を除き違法です. 代行業者等の
　第三者に依頼して同行為をすることも認められておりません.